Gewidmet

Meinen fünf Kindern
und ihrem liebevollen Vater

Gabriele Gärtner

L(i)ebe dich

und nicht die Gründe dagegen

1. Auflage 2013

Autor: Gabriele Gärtner
Umschlaggestaltung: floss-design, Rotenburg/W.
Lektorat: Christina Reimann, Hamburg
Weitere Mitwirkende: Inga Meyer

Verlag: tao.de GmbH, Bielefeld

ISBN: 978-3-95529-116-7
Printed in Germany

Bibliografische Information der Deutschen Nationalbibliothek:
Die Deutsche Nationalbibliothek verzeichnet diese Publikation in der Deutschen Nationalbibliografie; detaillierte bibliografische Daten sind im Internet über http://dnb.d-nb.de abrufbar.

Inhaltsverzeichnis

VORWORT

Auf dem Weg zu mir selbst

Der, der ich bin, sucht sehnsüchtig den, der ich sein möchte.

(In Anlehnung an Søren Kierkegaard)

Auf dem Weg zu mir selbst verliert alles bisher Geglaubte unerwartet und unvorbereitet seine Bedeutung. Meine Nahtoderfahrung vermittelt mir eine bis dahin unbekannte Gewissheit. Ich beginne die großen Fragen nach dem Sinn des Lebens, die Frage „Was ist Realität?" ausschließlich für mich und mein Dasein zu analysieren: Was ist mein Sinn, meine Realität? Dabei erkenne ich, dass meine Beobachtung von mir weg – ausgerichtet auf das andere, die anderen – ist, ich am Rande meiner eigenen Wahrnehmung bin.

Mich selbst zu begreifen erfordert eine Bewusstmachung dessen, wie sich mir meine Welt darstellt. Ist dieser Prozess des Bewusstseinswandels einmal aktiviert, so gibt es kein Zurück, denn Bewusstgewordenes lässt sich nicht aus dem Bewusstsein streichen.

Alte Lebensmuster erfreuen nicht mehr, gut funktionierende Strategien erscheinen sinn- und zwecklos; mit Analyse und Logik ist keine Lebensfreude zu erreichen.

Und so erlebe ich meine Gegenwart dünnhäutig, mit einer neuen Sensibilität, vielleicht sogar Überempfindlichkeit.

Nichts hat mehr Stabilität in dieser Lebensphase, die ich in diesem Buch beschreibe.

Heißt Polarität, dass wir Freude nur erfahren, wenn wir auch die Trauer kennen, dass Frieden nur einkehrt, wenn Unfrieden vorausgegangen ist?

Mit Sicherheit erzählt ein jeder, der mich in dieser Phase meines Lebens begleitet, die Begebenheiten anders, aus seinem Blickwinkel, seiner Wirklichkeit, seinen Emotionen, seiner Wahrnehmung. Und so sind alle hier beschriebenen Ereignisse ausschließlich meine Realität, denn in meinem Leben geht es um meine Erfahrungen und meinen Wandel.

Ich möchte Ihnen Mut machen sich zu entdecken, zu erkennen, welche „Dramen" Sie sich kreieren. Vielleicht entdecken Sie Parallelen und ähnliche Muster in Ihrem Leben. Die Geschichten an sich spielen keine Rolle, sind eben Geschichten, die das Leben schreibt. Die Emotionen, und sind sie noch so heftig, motivieren uns weiterzugehen auf unserem Weg zu uns.

Die Erkenntnis aus dem, was uns widerfährt, setzt eine Veränderung in uns in Gang und lässt uns über Verständnis, Vergebung, Vertrauen, Mut und Loslassen zur Liebe gelangen.

Ich wünsche Ihnen von Herzen:

L(i)ebe dich, und nicht die Gründe dagegen

Frei nach wahren Begebenheiten.

EINLEITUNG

„Ein-Schnitt“ stellt alles Geglaubte infrage

„Ich gehe keinen Kompromiss mehr ein, hinter dem ich nicht stehe“, ist der erste Satz, mit dem ich an diesem Morgen im Krankenhaus erwache. Noch ahne ich nicht, wie weitreichend das Geschehene der vergangenen Nacht wirklich ist.

Der Tag beginnt mit der normalen hektischen Routine netter Schwestern, denen die Zeit stets davonzurennen scheint. Während sie mein Bett mit perfekt aufeinanderfolgenden Griffen richten, erkundigen sie sich pflichtbewusst nach meinem Nachtschlaf. Mir ist diese Prozedur sehr unangenehm, denn ich fühle mich gesund und kann meine verordnete Bettruhe und meinen lebensbedrohlichen Zustand nicht begreifen. Und schon gar nicht kann ich erklären oder beschreiben, wie meine Nacht war. „Kurz“, antworte ich und schiebe es auf den Jetlag, was für alle nachvollziehbar ist.

Es ist noch nicht einmal vierundzwanzig Stunden her, als Andreas, mein Mann, und ich in Bremen landeten, nach unserer größten gemeinsamen Reise auf die andere Seite der Welt. Diese vierwöchige Kreuzfahrt durch den Panamakanal schenkten wir uns anlässlich unserer Silberhochzeit. Unsere fünf Kinder sind nun in einem Alter, in dem solche Entfernung und Selbstversorgung über einen längeren Zeitraum gut zu organisieren sind.

Das gestrige Wiedersehen mit Antonia und Lukas, unseren beiden jüngsten noch zu Hause wohnenden Kindern, bestand aus nicht enden wollenden Erzählungen von Eindrücken und Geschehnissen. Mitbringsel wurden ausgepackt verknüpft mit Gefühlen und Erläuterungen aus einer vollkommen anderen Welt.

Berge von Wäsche fanden ihren Weg in die Waschmaschine, es galt den Kühlschrank wieder zu füllen, Fragen zu beantworten – ich war erholt und voller Tatendrang nach einer erstmals so langen Abwesenheit von meinem Kleinunternehmen Familie.

Lukas und Antonia hatten alles wunderbar gemanagt, unser Vertrauen, ihre Selbstständigkeit und Freiheit zu nutzen gewusst, waren nun aber auch froh die damit verbundene Verantwortung wieder in unsere Hände übergeben zu können.

Und nun liege ich braun gebrannt und körperlich unversehrt ans Bett gefesselt, beide Beine stramm gewickelt, am linken Arm eine Infusion, die mein Blut verdünnt, damit die massive Lungenembolie mich nicht aus dem Leben reißt. Ich habe dank der Medikamente keine Schmerzen mehr, die durch eine Rippenfellentzündung entstanden und meinen Gang zum Notdienst diktierten.

Mir schwirren so viele Gedanken durch den Kopf, ich kann es noch nicht realisieren, dass die in Acapulco beginnenden Schmerzen ein liebevolles Alarmzeichen waren. Für den vor über zwei Wochen beginnenden Nachtschweiß und die zunehmend schwere Atmung hatte ich die hohe Luftfeuchtigkeit und schwüle Hitze verantwortlich gemacht – es ging vermutlich allen Reisenden so. Ich maß diesen Symptomen keine große Bedeutung bei. Unmittelbar vor dem Flug quälte mich ein Hustenreiz, der einen stechenden Schmerz in der rechten Lungenspitze auslöste. Andreas hatte als Arzt an alles gedacht und so nahm ich sofort vor dem Abflug ein Antibiotikum. Ich fühlte mich fiebrig und diagnostizierte eine im schlimmsten Fall beginnende Lungenentzündung, die mithilfe eines Antibiotikums sicherlich bald behoben sein würde.

An eine Lungenembolie dachte ich nicht einmal, als ich vor einigen Stunden zur Kontrastmitteluntersuchung in der Röntgenröhre lag. Mich störte diese ganze Diagnostik, ich hatte Wichtigeres zu tun, als einen unmöglichen Verdacht abzuklären. Bei keiner Schwangerschaft hatte ich je Venenprobleme, geschweige denn eine Thrombose. Mit meiner Körpergröße von nicht einmal eins sechzig saß ich nicht abgeklemmt im Flugzeug, ich habe kein Übergewicht und bin sportlich gut durchtrainiert – es konnte nicht sein.

Das Gesicht der jungen diensthabenden Radiologin macht mir sofort den Ernst der Lage deutlich und ein Blick in das entsetzte, besorgte Gesicht meines Mannes bekräftigt, dass es hier wohl nichts mehr zu Spaßen gibt. Die Untersuchung bestätigt nicht nur den Verdacht, sie zeigt auch unmissverständlich das Ausmaß.

Ich kämpfe mit den Tränen, es ist doch alles nicht wahr, warum ist das jetzt so, wie ist denn nun alles Weitere zu regeln? Als Mutter hatte ich für die Zeit unserer Reise alles minutiös organisiert, aber das hier hatte ich nicht einkalkuliert.

Hier liegend und auf mein Frühstück wartend, drehe ich meinen Kopf in Richtung Fenster, damit meine Bettnachbarin meine Ratlosigkeit und Fassungslosigkeit nicht sieht.

Ich beschließe meine Eltern anzurufen und melde mich von der langen Reise zurück. So behutsam es nur irgendwie geht, teile ich ihnen meine Situation mit. Sie behalten die Fassung und versichern mir, dass sie für mich beten. Ich weiß, dass ihr starker Glaube an Gott ihnen die Kraft gibt, jede Situation anzunehmen. Dies bewiesen sie in einem besonders hohen Maße, als sie vor zwei Jahren meinen Bruder beim Sterben begleiteten.

Ich sollte klingeln, wenn ich irgendetwas bemerke. „Was sollte ich denn genau merken?", fragte ich Andreas gestern, bevor er das Krankenhaus mit sehr ernstem traurigen Blick verließ. Ich hatte doch noch nie eine Embolie. „Was merkt man denn da?", fragte ich verzweifelt. „Alles, alles, was irgendwie anders ist als sonst", war seine Antwort.

Letzte Nacht war ich zweimal über „die Schwelle" getreten, für einen kurzen Augenblick – ich hatte eine Nahtoderfahrung – ich weiß es und gleichzeitig begreife ich es nicht, bekomme es schwer in Zusammenhang mit mir, die ich hier liege. Ich kann nicht einmal meine Verzweiflung sortieren, alles in mir ist schier außer Kontrolle geraten.

Mein Mann und ich sprachen in seiner Unfallchirurgiezeit öfter darüber, was Überlebende nach schweren Unfällen berichteten. Ich kann dies jetzt bestätigen und doch ist da großer Zweifel in mir. Vielleicht habe ich dies geträumt und gleichzeitig weiß ich, dass es kein Traum war. Vielleicht habe ich diese Gedanken nur als Erfahrung wahrgenommen, weil ich mich schon immer mit dem Leben nach dem Tod auseinandersetzte.

Stimmt es tatsächlich, was meine Eltern, Kirche und Religion von Himmel und Hölle glauben? Ist in der letzten Nacht vor lauter Panik mein Verstand mit mir durchgegangen?

Und während sich diese Fragen in mir formulieren, weiß ich ganz genau, dass dies nicht meine Fragen sind, sondern die Fragen all derer sein werden, denen ich davon erzählen werde. Ich weiß nun erstmals, wie sich Gewissheit anfühlt, denn noch nie habe ich so etwas Klares, Reines und Unwiderlegbares erfahren. Ganz egal, wie andere auf mein Erlebnis reagieren sollten, es ist unantastbare Wirklichkeit. Und nun? Wie um alles in der Welt geht es denn jetzt für mich weiter? Was mache ich denn nun mit diesem inneren Chaos?

Ich beschließe mich abzulenken, bloß nicht fallen lassen, jetzt gilt es, einfach weiterzumachen.

Ich schreibe all meinen Freundinnen eine SMS und melde mich von der Reise zurück. Ich füge hinzu, dass ich mit einer Embolie im Krankenhaus liege, es aber nicht so dramatisch sei und dass ich mich freue, wenn wir uns dann erst eine Woche später wiedersehen.

Wenige Stunden später erhalte ich eine SMS meiner Freundin Regina. Sie zitiert die Zeilen aus einem Buch:

Lungenembolie:

Physische Bedeutung einer Lungenembolie

Eine Lungenembolie tritt meist infolge einer Venenentzündung auf. Sie entsteht durch eine spontane oder schleichende Verstopfung der Lungenarterie oder einer ihrer Verzweigungen. Dies kommt durch einen Fremdkörper zustande, häufig ein Blutgerinnsel.

Emotionale Bedeutung

Eine Lungenembolie tritt scheinbar aus dem Nichts auf. Dies geschieht auf so heftige Weise, dass die betroffene Person extreme Gefühlswandlungen erfährt. Sie empfindet diese wie Messerstiche. Die Person gibt sich aus irgendeinem Grund Schuld und will sich daran sterben lassen.

Mentale Bedeutung

Der Vorfall einer Embolie zeigt dir, dass es höchste Zeit ist, deine Schuldgedanken abzulegen. Du hast nach deinem besten Wissen und Gewissen Entscheidungen getroffen und verdienst diese Strafe nicht. Werde dir klar darüber.

Ich verspüre Widerstand gegen die Annahme, dass ich dies alles ausgelöst haben soll. Und doch ist da eine mir bisher unbekannte Berührtheit, der ich mich nicht entziehen kann.

Was genau war letzte Nacht los? Wieso der Satz heute Morgen: kein Kompromiss, hinter dem ich nicht stehe? Mein Leben war bisher sehr ereignisreich und bis vor zwei Jahren gradlinig.

In mir gab es bis dahin nie Zweifel, dass mein Leben glücklich und reich ist und nicht anders sein sollte. Unsere Rollen als Mann und Frau sind unausgesprochen klar definiert und wir sind ein beneidenswertes glückliches Paar und eine Vorzeigefamilie.

Natürlich gab und gibt es schwierige Zeiten, aber diese gestalten sich im Außen, niemals in unserem Fühlen zueinander – bis vor zwei Jahren. Bis dahin bezogen wir stets unsere Kraft durch den anderen, unterstützten uns uneingeschränkt. Wir stritten nie. Meinungsverschiedenheiten wichen der Harmonie, dessen Herstellen mir offenbar im Blut liegt. Bis dahin sah ich mich nie „funktionieren“, alles war für mich gut und richtig, so wie es war.

Antonia war elf Jahre alt, als sich in mir die Suche nach einer neuen Herausforderung bemerkbar machte. Ich suchte damals nach einer Aufgabe, die mich auch Geld verdienen lässt, damit ich mich bei der Familienversorgung auch aktiv finanziell einbringen kann. Zum einen, damit Andreas nicht jeden Abend bis zweiundzwanzig Uhr arbeitet, zum anderen aber auch, weil ich die Tatsache, kein Geld zu verdienen, zunehmend unerträglich finde. Für Andreas ist dies anders, wenngleich er sich einen Rollentausch sehr schwer vorstellen könnte.

Meine ehrenamtlichen Tätigkeiten in Schulen und dem Stadtelternrat gaben mir Einblick in die örtliche Politik. Die Einsicht in die Denkstrukturen und Umsetzungen von wichtigen Belangen forderte mich sehr heraus und ließ mich Paragrafen so lange studieren, bis ich deren praktische Umsetzung in letzter Konsequenz verstand und diese den Eltern vermitteln konnte. Ich kämpfte für die Kinder unserer Schule gegen private Interessen Einzelner. In diesem Zusammenhang entdeckte ich, dass mich meine Ziele und mein damit verbundener Einsatz Menschen mobilisieren und führen lassen. Ich verspürte Freude dabei, etwas Sinnvolles im Außen zu tun.

Meine Ausbildung zur Krankenschwester liegt weit zurück und ist keine Alternative, die ich in Betracht ziehe, mich in diesem Bereich wieder einzubringen. Mein Wunsch und Bestreben ist etwas ganz Eigenes.

Ich unterstütze in all den Jahren meinen Mann in seiner Praxis als Aushilfskraft, aber es ist keine Tätigkeit, die mich inspiriert, mir Freude macht, geschweige denn eine Perspektive für mich bedeutet, wenngleich es wirtschaftlich für uns eine ideale Alternative darstellt.

Das Geschenk vor gut zwei Jahren zu meinem sechsundvierzigsten Geburtstag war richtungsweisend. Überhaupt sind alle Geschenke meines Mannes stets etwas ganz Besonderes. Er wusste zu dem Zeitpunkt besser als ich, dass ich ein Energiebündel bin, etwas Neues für mich finden muss, damit die Energie gebündelt bleibt.

Ich hatte nach über zwanzig Jahren Hausfrauentätigkeit kein Gefühl für meine beruflichen Möglichkeiten und Chancen – ich wusste nicht einmal, was ich kann und vor allem möchte. Und … wie kann ich einen Beruf in all die Pflichten integrieren, die ich noch ein paar Jahre gerne erfülle?

Ein Workshop an einem Beratungsunternehmen zur Potenzialentwicklung war neben vier wunderbaren Tagen in Zürich das Geschenk, welches sich als Wendepunkt entwickelte.

Ich absolvierte daraufhin die Ausbildung zur Beziehungskonferenz nach Thomas Gordon, ein Kommunikationsmodell für persönliche Qualität und Effektivität in zwischenmenschlichen Beziehungen, beschäftigte mich mit Rhetorik und Körpersprache.

Es war, als hätte sich in mir ein Schalter umgelegt. Ich begann Bücher zu verschlingen und jedes Buch machte mich noch neugieriger. Mein Entschluss stand fest: Ich versuche mich als selbstständige Trainerin!

Mein erster Flyer sowie eine einfache Homepage waren schnell entwickelt und so startete ich nach noch nicht einmal einem Jahr nach „Zürich“

mein erstes Seminar als Kommunikationstrainerin in den Praxisräumen meines Mannes.

Vor genau drei Monaten habe ich mir in der Fußgängerzone unserer kleinen Stadt Räumlichkeiten angemietet. Damit ist meine Selbstständigkeit nun auch im Außen sichtbar verbunden mit der neuen Verantwortung, einen gewissen Umsatz zu erzielen.

Eine Freundin unterstützt mich stundenweise in Bürotätigkeiten und als Seminarbegleitung.

Ich muss Philine dringend anrufen!

Was kann ich ihr erzählen, wie sollen meine Seminare nächste Woche gehalten werden? Mir laufen Tränen über die Wangen, es kann doch alles nicht wahr sein.

Als Philine mich gleich am Morgen im Krankenhaus besucht, erzähle ich ihr im Vertrauen auch von dem Ereignis vergangener Nacht, als handele es sich um einen Bericht, der einfach so stattgefunden hatte. Sie nimmt es bestürzt, irritiert und gleichzeitig mitfühlend auf.

Ich bitte sie, emotional beinahe unbeteiligt, alle Termine der kommenden Woche abzusagen und kann froh sein, dass meine laufenden Kosten durch Andreas aufgefangen werden.

Und genau das ist es doch, was ich auf keinen Fall möchte – ihm auf der Tasche liegen.

So sehr diese Tatsache an mir nagt, so tritt dies alles sogleich wieder in den Hintergrund.

Da ist etwas geschehen, mir geschehen, mit dem ich nicht rechnete und mit dem ich nicht umzugehen weiß. Ich, die ich so belastbar bin, weiß genau, dass gerade seelische Belastungen nicht meine Stärke sind.

Also belasse ich meine nächtliche Erfahrung in meinem Herzen und bemühe mich diese augenblickliche Situation als Tatsache zu begreifen und mich irgendwie zunächst damit abzufinden.

Lukas besucht mich im Krankenhaus und ich sehe sein um mich besorgtes Gesicht. Wir reden nicht darüber, erst am folgenden Tag, als sich die Anspannung bei allen löst, denn ich bin nun über den Berg.

Es ist Dienstag, mein vierter Tag. Endlich darf ich das Bett verlassen – das Krankenhaus erst in ein paar Tagen, wenn die medikamentöse Einstellung erfolgt ist und mein Zustand weiterhin stabil bleibt.

Ich beschließe Andreas beim abendlichen Besuch zu berichten, dass ich in der ersten Nacht aus meinem Körper stieg, wissend, dass ich sterbe.

Er hörte mir ohne Unterbrechung zu, fragte nicht einmal nach und so belasse ich es bei einem fast emotionslosen Bericht. Es war ein sehr schweigsamer Krankenbesuch und ich ermutige ihn zu den Kindern zu gehen – mir ginge es jetzt schließlich gut, alles sei überstanden.

Er verabschiedet sich mit den Worten: „Eigentlich kann das alles gar nicht sein. Es passt nicht typisch zu einer Embolie.“ Seine Stimme wird noch sanfter und zärtlich küsst er mich. Ich höre wie von einem anderen Stern seine Bitte: „Gabi, bitte geh noch nicht!“ Dieser Satz trifft mich wie eine Pfeilspitze – nein, ich will da nichts fühlen.

Kurz nach diesem Abschied ruft Lena, die drittälteste unserer Kinder, aus Leipzig an. Ich weiß von ihrem Interesse an spirituellen Dingen und kann nun nicht mehr zurückhalten, was sich in mir den Weg vom Kopf zum Herzen bahnt.

Auf ihr Fragen hin berichte ich vorsichtig und so sachlich wie möglich von meiner Nahtoderfahrung. Spontan antwortet sie: „Mensch Mama, wenn du schon einmal halb da oben warst, warum hast du nicht in unsere Lebensbücher geschaut? Ich habe mal gelesen, dass das geht – dann hätten wir doch schon mal gewusst, was kommt.“ Es folgt Stille, in der ich nach einer Antwort darauf suche, da ergänzt sie nun mit gedämpfter Stimme: „Vielleicht gut so, wer weiß, ob es dann noch ein Zurück für dich gegeben hätte; ist besser so.“

Es tut mir gut, mich ihr mitgeteilt zu haben, auch wenn mich ein wenig Unsicherheit beschleicht, ob ich sie damit nicht überfordere, ob es richtig ist, die Kinder in meine innere aufgewühlte Welt einzubeziehen.

Ich habe kein Gefühl für richtig oder falsch – ich weiß im Grunde gar nicht, was ich fühle, da ist nichts mehr, wie es war.

Hier im Krankenhaus ist niemand, dem ich mich anvertrauen möchte. Vertrauen steht hier nicht im Vordergrund, dafür ist weder Raum noch Zeit. Hier wird behandelt, nicht geheilt. Wer weiß, welche neurologischen Untersuchungen sie zwecks Abklärung dann anordnen – nein, das regele ich ganz für mich alleine.

Obwohl sich Andreas und alle Kinder rührend um mich kümmern, meine Freundinnen auf ihre Weise Anteil an meiner Situation nehmen, fühle ich mich eingeschlossen in meinem Erlebten.

Am Samstag steht meine Entlassung in Aussicht – ich habe ein Ziel und einiges nachzuholen. In zehn Tagen habe ich auswärts ein Seminar zu geben, was ich nicht absage.

Donnerstag schließt man mich zur vollständigen Abklärung sicherheitshalber an ein Langzeit-EKG an.

Es wird ein besonderer Tag, nur weiß ich dies noch nicht.

Meine Bettnachbarin wird überraschend verlegt und ich genieße es, mit mir alleine zu sein – endlich!

Ich erhalte Post – einen größeren Umschlag von Lena. Darin befindet sich ein aktuelles Passbild von ihr, was ich auf meinen Nachttisch stelle und eine CD mit ihrer handschriftlichen Aufschrift: „Für Mama – Musik für die Seele".

Nachdem die Nachtschwester sich ein Bild von meinem Wohlbefinden gemacht hat, bin ich allein und weiß mich für die nächsten Stunden ungestört. Ich lege die CD in meinen Discman und erhoffe mir endlich tiefe innere Entspannung, die mir seit meiner Ankunft nach der langen Reise fehlt. Diese Nacht möchte ich mich erholen, Revue passieren lassen, was mir zugestoßen ist und die Stille genießen, innerlich zur Ruhe kommen, ohne mich beobachtet oder überwacht zu wissen.

Bei den ersten Klängen dieser berührenden Musik falle ich unkontrolliert in ein tiefes Meer von Tränen, die offenbar nur darauf warteten, strömen zu dürfen.

Jetzt gelingt es mir nicht mehr, das Ereignis der ersten Nacht hier im Krankenhaus neben mir zu platzieren. Es ist in mir, mit mir geschehen, ein Teil von mir – ich weiß diese Realität einfach nicht zu beschreiben.

Ich durchlebe nun noch einmal jede einzelne Sequenz der Nahtoderfahrung und lasse mithilfe der sanften Töne der Musik diese tiefe emotionale Berührung in mein Alltagsbewusstsein aufsteigen.

Ich schwebe langsam aus meinem Körper und weiß augenblicklich: Ich sterbe! – dabei sollte ich doch klingeln. Wie leicht ich bin und wie still es ist. Ich sehe mich unten im Bett liegen, ganz langsam und behutsam gleite ich durch die Decke nach oben und erlebe mich in einem dunklen Raum, der nicht wirklich dunkel ist. Schön ist es hier. Es gibt keine Worte, die dieses hier annähernd nachvollziehbar wiedergäben.

Noch nie bin ich von solch einer Liebe umgeben, ja, durchflutet gewesen, es ist hier so friedvoll und still, so erholsam ruhig. Ich fühle mich geborgen und angekommen. Es ist, als stehe die Zeit still. Es ist so wunderbar an diesem Ort, hier möchte ich ausruhen – bleiben.

Dieser Raum gleicht meiner Vorstellung vom Universum – unendliche Weite und doch fühlt es sich begrenzt an.

Ich weiß meinen verstorbenen Bruder Daniel in der Nähe, gleich kann ich ihn vielleicht sehen. Nein, es ist nicht das Sehen, was ich kenne und doch kann ich sehen oder doch wahrnehmen, nein, sehen! Meine Schwiegermutter ist noch dichter bei mir und mich erfüllt große Freude und Dankbarkeit sie gleich zu treffen.

Da ist Musik, so wunderbar rein sind diese Töne, Gesang. Und da ist „oben“ ein sehr helles Licht – wie ein Punkt. Ich will bleiben, sehe einen Teil meiner Familie an meiner rechten Seite. Es ist alles gut so. Ich spüre ihre Trauer und weiß sie bei Andreas in guter Obhut. Antonia ist noch so jung – auf der einen Seite. Ich kann hier ihre innere Reife erkennen, sie erscheint mir größer, als ich sie bisher wahrnahm. Nichts ängstigt mich hier, es ist „wunder-schön“.

Raum und Zeit gibt es nicht. Hier tauchen Menschen auf, die mir bekannt sind, nur erkenne ich sie hier in parallelen Ereignissen oder Leben an meiner Seite. Alles erscheint gleichzeitig – was war, was ist und was sein wird.

Ich nehme eine mir unbekannte Wohnung wahr, sehe genau, wer sich zurzeit dort wie bewegt und sehe mich gleichzeitig in naher Zukunft in dieser Wohnung. Mein Körper in diesem Krankenbett kann diese Wohnung sehen.

Mein Leben spult sich rückwärts ab. Ich kann dies nicht nur sehen, sondern auch spüren, was ich damals fühlte. Sogar noch mehr: Hier fühle ich auch, was ich mir damals nicht zu fühlen erlaubte und gleichzeitig auch, was alle Beteiligten wie berührte. Es ist nicht beängstigend, eher wie eine liebevolle Betrachtung, was ich tat – und wie sich alles ganzheitlich darstellt. Hier gibt es keine Begrenzung, kein Urteilen, nur Klarheit, Reinheit, Liebe – unendliche Liebe, in der ich so wohltuend ruhe. Wie wunderbar still es hier ist, friedvoll – einfach nur sein.

Nichts stelle ich hier infrage, es ist einfach, wie es ist – gut.

Ein hell leuchtendes Lichtwesen erscheint – ich spüre enge liebevolle Verbundenheit und große Freude einander so erfahrbar nahe zu sein. Doch gleichzeitig nehme ich Ernsthaftigkeit wahr – Wissensaustausch, eine Art Kommunikation. Noch nie erfuhr ich so liebevolle Autorität und befinde mich plötzlich wenige Zentimeter über meinem im Krankenhausbett liegenden Körper.

In dem Augenblick, in dem ich in meinen Körper eintrete, ist diese Erfahrungswelt wieder hinter einem Schleier verschwunden. Ich schlafe weiter.

Und dann erhebt sich mein Körper erneut. Dieses Mal viel schneller und mich erfüllt eine große Freude. Mach die Augen doch mal auf, denkt es in mir, doch dies funktioniert nicht – das Sehen verläuft hier anders.

Blitzschnell zieht es mich nach oben in den mir bekannten Raum. Doch dieses Mal erwartet mich eine unsichtbare Schranke, einer Wand gleichend – es geht nicht weiter. Es ist, als wenn diese Wand mich liebevoll diskussionslos mit gewaltiger Kraft zurückdrückt. Ich spüre Enttäuschung, weiß aber, dass dies genau so sein darf und lande mich klein fühlend wieder in meinem Körper.

Als ich an diesem Morgen auf die Uhr schaue, ist es halb fünf und noch dunkel draußen.

Eine sehr kurze Nacht, denn um halb drei nahm ich die mir empfohlene Schlaftablette, mein innerer Rhythmus befand sich noch am anderen Ende der Welt.

Plötzlich holt mich das Klingeln des Telefons aus meiner gedanklichen Rückschau. Es ist Angela, die mich seit ich hier eingewiesen liege zu meinem Erstaunen jeden Abend anruft. Das verstehe ich nicht, denn unser Kontakt ist sehr flüchtig, er besteht nur aus einer Begegnung bei einem Heilpraktiker, bei dem sie aus der geistigen Welt empfangene Botschaften weitergibt.

Wie jeden Abend fragt sie mich: „Gabi, wie geht es dir?"

Dieses Mal verliere ich die Beherrschung und schluchze unkontrolliert los und berichte ihr unzensiert, was geschehen war.

„Weißt du, Gabi, jetzt ist mir klar, warum ich dich täglich anrufen musste. Ich erwachte in jener Nacht gegen halb fünf und wusste: Gabis Seele will gehen. Und ich kenne keine andere Gabriele, außer dir. Deshalb rief ich deinen Mann an und erbat deine Nummer."

Ich wehre mich gewaltig gegen die Annahme, dass ich gehen wollte. Unmöglich. Wieso denn? Es gibt doch keinen Grund. Ich habe schließlich gerade Räume angemietet, begonnen mir etwas aufzubauen, in wenigen Wochen erwartet Julia, unsere älteste Tochter, ihr erstes Baby. Nein, das ist unwahr.

Angela bleibt ganz ruhig und bei ihrer Aussage. „Du wolltest gehen – nicht bewusst, aber deine Seele. Der Druck auf dir ist so groß, scheinbar wusstest du keinen anderen Ausweg. Aber schön, dass du wieder unter uns bist, du hast noch viel zu tun und viel zu geben."

Das war unser letztes Gespräch im Krankenhaus.

Ich finde dies völlig absurd, gebe mich wieder der Musik hin, es tut gut, einfach nur zu sein, nicht mehr *nach*zudenken. Denn so viel verstehe ich: Mit meinem „Denker“ komme ich hier nicht weiter.

Lenas CD ist in der Tat Musik für meine Seele und schafft an diesem Donnerstagabend eine Brücke in mir zwischen zwei Welten. Diese nächtliche Erfahrung existiert und bedeutet für mich nun keine Theorie, stammt aus keinem Lehrbuch, es ist so klar, wie ich noch nie über irgendetwas Klarheit besaß – es ist Gewissheit: Das Leben ist wichtig, ich bin wichtig und alles ist viel umfassender zu betrachten. Kein Mensch ist klein und unvollkommen … Aber wie passen diese neuen Erkenntnisse in meinen Alltag, wo doch alle so anders denken und das Dasein verstehen? Was soll ich mit dieser Erkenntnis? – sie verwirrt doch nur.

Und da ist sie wieder, diese Schwere, die Last, die wohl zu dieser Erde gehört. Sogleich verspüre ich ehrlich gemeinte, ja sogar natürliche Sehnsucht nach dem Ort, an dem ich war – nach dem Tod, der wohl nicht das Ende bedeutet.

Und da merke ich, ich habe keine Angst vor dem Sterben – im Gegenteil, da ist wirklich Todessehnsucht.

Ich werde planmäßig entlassen und freue mich endlich etwas tun zu können, was mich ablenkt. Bestimmt ist dies hier alles bald vergessen und mein Leben regelt sich wieder.

Mit Philine verabrede ich mich in meinem Büro. Wir nehmen uns in die Arme und Tränen laufen über mein Gesicht – wie empfindlich ich auf einmal bin.

„Schön, dass du diese Räume betreten kannst, nicht wahr – das war knapp, Gabi. So, nun komm, es gibt einiges zu besprechen, damit du nächste Woche loslegen kannst. Ich komme mit. Meinst du, du schaffst das schon?“

„Bestimmt, ich muss! Das Geld muss rein, ich muss den Januar aufholen.“ Und während ich mich dreimal „muss“ sagen höre, spüre ich eine mir so fremde Sensibilität oder Sentimentalität oder Berührtheit. Ich bin mir so fremd.

Die beginnende Woche starte ich mich Elan – endlich ist wieder alles beim Alten. Meine Eltern kommen und wir gestalten den Großeinkauf gemeinsam. Plötzlich spüre ich im Auto einen sehr unangenehmen Druck auf meiner Halsschlagader und bitte meinen Vater um eine schnelle Rückfahrt nach Hause. Schon draußen höre ich das nicht aufhören wollende Klingeln des Telefons.

Ich nehme ab und vernehme die sorgen- und vorwurfsvolle Stimme der Sekretärin des Chefarztes aus dem Krankenhaus: „Wo sind Sie denn bloß, Frau Gärtner? Der Chefarzt möchte Sie dringend sprechen, ich verbinde“, macht sie sich Luft und ohne eine Chance, darauf antworten zu können, vernehme ich die Worte des Arztes.

„Geht es Ihnen gut? Was machen Sie? … Einkaufen, um Himmels willen! Frau Gärtner, Ihr EKG ist nicht in Ordnung …“

Ich höre ihm nur halb zu. Es reicht mir jetzt. Trotzdem bleibe ich höflich und erkläre ihm, dass ich hier nach nunmehr fünf Wochen Abwesenheit einiges aufzuholen habe und es mir gut ginge.

Da antwortet er mit betonter Strenge: „Bei allem Respekt vor Ihrer Lebenseinstellung, Frau Gärtner. Mit dem Befund können Sie ohne Betablocker nicht weiterleben. Sie können jeden Moment ein Kammerflimmern bekommen, das bedeutet Herzstillstand! Bitte lassen Sie sich einen Termin von meiner Sekretärin geben oder von Ihrem Internisten, um unter Beobachtung optimal medikamentös eingestellt zu werden."

Ich höre mich erleichtert zustimmen.

Mein Herz war also vermutlich ins Flimmern geraten und hatte einen Herzstillstand ausgelöst, was die Nahtoderfahrung erklärt. Ich bin also nicht verrückt, jetzt weiß ich, was mir im Krankenhaus passiert war, und ein Schmunzeln geht mir über die Lippen.

Zur wieder aufgenommenen Routine gehört auch der nunmehr dringend notwendige Friseurtermin. Meine Friseurin erkundigt sich nach meinem Befinden, warum ich den Termin denn so plötzlich absagte, ob sich unsere Rückreise verzögert habe.

Während sie mir den Umhang umlegt, erzähle ich ihr, den Blickkontakt zu ihr im Spiegel haltend, dass mich eine Lungenembolie erwischt hatte. Entsetzt schaut sie mich an und meint: „Mensch, da sind Sie aber knapp von der Schippe gesprungen." Ich schaue ihr ganz ruhig im Spiegel in die Augen und höre mich zu ihr sagen: „Sie hatten doch auch eine Nahtoderfahrung, oder? Wie war das? Sie haben doch Vorsprung."

Wie zwei Außerirdische, die sich erkennen, nehmen wir uns in ihrem Friseursalon weinend in die Arme. Wir erkennen uns auf einer anderen Ebene.

Das Frisieren ist nun völlige Nebensache, ich will jetzt wissen: „Was hat sich nach Ihrer Nahtoderfahrung während des Komas durch die Gehirnblutung vor drei Jahren verändert?"

„Na ja", sagt sie, „ich habe noch mit niemandem darüber gesprochen. Meinem Mann habe ich versucht etwas zu erzählen, ihm macht das Angst. Den Ärzten sage ich nichts. Wissen Sie, ich muss vorsichtig sein, sonst wird mir noch Sauerstoffmangel im Gehirn angehängt und meinen Job will ich nicht riskieren." Nun sind wir beide ganz aufgeregt und alle anderen Kunden völlig ignorierend erzählen wir uns unsere Erlebnisse. Ich frage weiter nach: „Und jetzt, wie nehmen Sie die Welt jetzt wahr?" Vorsichtig erklärt sie mir, dass sie die Vogelstimmen beim Spaziergang viel deutlicher und differenzierter wahrnimmt, obwohl sie sich vorher nie besonders dafür interessiert habe.

Ich spüre die Vorsicht, mit der wir einander begegnen – wie offen können wir sein? Auf ihre Frage, ob ich auch Veränderungen wahrnehme, teile ich ihr mit, dass unter anderem die Farben eine andere Intensität und Leuchtkraft haben und dass ich es gerade zu begreifen versuche, wie ich wissen konnte, dass sie eine Nahtoderfahrung hatte.

Wir entscheiden uns für das Du und vereinbaren ein Treffen, bei dem wir uns ganz ungestört austauschen können. Die Verabschiedung gleicht der von zwei Verschworenen, annehmend, dass uns keiner versteht. Zu zweit zu sein verringert die Angst, unnormal zu sein.

Mein erstes Seminar „danach“ verläuft beinahe normal. Philine fragt mich bloß im Anschluss: „Woher hast du gewusst, dass die Teilnehmerin eigentlich etwas ganz anderes wissen wollte, als sie fragte?“ Das verstehe ich nicht, denn ich antwortete aus meiner Sicht genau auf das, was die Teilnehmerin fragte.

Und so schwant mir, dass meine Wahrnehmung nun eine andere ist.

Vielleicht ist es das, was meine Freundin Birgit gemeint hat, als sie mir umarmend sagte: „Ich habe mal gelesen, dass Nahtoderfahrungen als Geschenk erfahren werden, auch wenn du das jetzt sicherlich so gar nicht hören kannst und willst.“

Mein Alltag hat mich wieder. Das Einzige, was mich mein altes Leben nicht leben lässt, ist die Schwere in mir und die lästigen gesundheitlichen Checks, damit die Blutverdünnung unter Kontrolle bleibt. Dabei bin ich privilegiert, denn die beinah tägliche Blutentnahme nimmt Andreas bei mir morgens zu Hause vor.

Der Internist äußert nach einiger Zeit jedoch den Wunsch, mich einmal persönlich zu sehen und seine Beratung nicht ausschließlich aufgrund von Labordaten zu geben. Da mir der Praxisalltag geläufig ist, gehöre ich zu den Patienten, die nichts haben, konkret antworten und möglichst keine Zeit in Anspruch nehmen.

Ich beantworte ihm seine Fragen also zügig, für mich ist alles im grünen Bereich. Er lässt nicht locker und erläutert mir anhand meiner Krankenakte aus dem Krankenhaus, welche Krankheitsbilder ich aufweise. Besonders viel

Zeit nimmt er sich, um mir meine Herzrhythmusstörung zu erläutern. Er fragt, ob ich genau wisse, was das bedeute.

Ich muss leider zugeben, dass ich es nicht genau weiß und wundere mich über mich selbst, dass ich Andreas bisher nicht danach gefragt habe.

Der Arzt veranschaulicht mir sehr verständlich, was bei einem Kammerflimmern passiert: Der Patient erleidet circa sieben Sekunden nach einem beginnenden Kammerflimmern einen Herzstillstand und muss reanimiert werden.

Ich lausche seinen Worten sehr aufmerksam und erhebe mich anschließend leicht, um meine Absicht, gehen zu wollen, anzudeuten.

Er schaut mich direkt an und fragt: „Sagen Sie mal, Frau Gärtner, wissen Sie eigentlich, wovon ich hier gerade spreche?"

Ich fühle mich ertappt und antworte leise mit gesenktem Blick: „Ich glaube ja."

Er klappt meine Krankenakte zu, lehnt sich in seinem Sessel entspannt nach hinten, als habe er alle Zeit der Welt und weist mich mit einer Handbewegung an, mich wieder zu setzen: „Jetzt, Frau Gärtner, erzählen Sie mir doch bitte einmal: Was war im Krankenhaus wirklich los?"

Zum Glück ist es mir möglich, ihm alles zu berichten, ohne mich vollkommen in Emotionen zu verlieren. Ich sehe nun eine einmalige Chance für mich – nämlich zu erfahren, ob ich noch ganz bei Sinnen bin.

Der Internist hört mir interessiert und aufmerksam zu, fragt hier und da genauer nach und empfindet meinen Bericht als unspektakulär passend, wenngleich nichts davon in meinen Akten steht. Er macht keine Anzeichen, mein Krankenblatt mit weiteren Notizen zu vervollständigen. Stattdessen bemerkt er nebenbei, dass er davon ausgehe, dass ich mich niemandem mitgeteilt habe. Dann erzählt er mir von seinen Erfahrungen auf der Intensivstation und den Berichten der dort reanimierten Patienten. Mein Bericht decke sich in allem und so ist es eine Tatsache, dass ich in dieser Zeitspanne zwei Nahtoderfahrungen hatte. Was ungeklärt ist und bleibt, sei die Tatsache, dass ich ohne Reanimation wieder den Herzschlag aufnahm.

Stimmt! Darauf bin ich noch gar nicht gekommen. Er lacht und sagt: „Anscheinend haben Sie hier noch einiges zu tun, die wollen Sie da oben noch nicht."

Jetzt traue ich mich ihn bezüglich meiner veränderten Wahrnehmung zu fragen. Er rät mir, mich im Internet zu informieren, da gäbe es Foren und auch viele Buchtipps. Fakt sei in jedem Fall, dass diese Erfahrungen lebensverändernd sind.

Obwohl ich ihm so dankbar bin, gibt es keinen weiteren Austausch dieser Art, alles läuft medizinisch korrekt ab.

Nach einem halben Jahr bin ich für gesund befunden. Meine Werte sind gut, nichts weist mehr darauf hin, dass dieses Jahr mit einem einschneidenden Ereignis begann. Die Stützstrumpfhosen stopfe ich triumphierend in die unterste Schublade und entgegen dem Rat der Ärzte beschließe ich die Betablocker nicht prophylaktisch weiter einzunehmen. Ich bin gesund!

ERKENNTNIS

Es ist nicht alles, wie es scheint

Meine innere Haltung dem Leben gegenüber richtet sich spürbar neu aus. Da ist so viel mehr, als das, was medizinisch abgeklärt gehört. Dieses Wissen ist unverrückbar in mir verankert. Aber ich finde keine Gebrauchsanweisung, keinen Fahrplan, wie ich mein Lebensschiff nun lenke. Also nehme ich alles Alte wieder auf, es und ich funktionierten ja all die Jahre perfekt.

Die Geburt unseres ersten Enkelkindes steht an. Keiner spricht aus, was eine alte Volksweisheit besagt: Dort, wo neues Leben in eine Familie kommt, macht ein anderes Familienmitglied Platz. Glück gehabt!

Ich freue mich auf das Baby und bin entschlossen mit der Seele meines Enkelkindes in Kontakt zu treten – ich werde es versuchen.

Zwei Wochen nach meiner Entlassung wird Lisa in Mannheim geboren. Bis auf Lena treffen wir uns als ganze Familie auf der Entbindungsstation. Jan-Philipp, unser Zweitältester, ist aus Österreich nach Mannheim gekommen und so stoßen wir in dieser Februarnacht alle auf unser neues Familienmitglied an.

Lisa wirkt wie ein kleiner dunkelhaariger Engel im großen Bett ihrer Mama liegend. Sie schläft und ist völlig bei sich, in einer scheinbar noch ganz anderen Welt. Ich knie mich nieder, um in ihr kleines so zauberhaftes Gesicht zu schauen. Wie perfekt so ein kleines Menschenwesen ist. Ein Wunder und so unendlich liebenswert.

Ich bin ganz in mir versunken, nehme gerade nichts um mich wahr, außer diesen kleinen Körper um dessen alte Seele ich weiß.

Und so stelle ich ihr meine Frage von Seele zu Seele: Liebe kleine Lisa, kennen wir beide uns? Dann gib mir ein Zeichen.

Da öffnet sie ein Auge und ein süßes Lächeln ist die Antwort. Ja, uns beide verbindet ein tiefes Geheimnis einer anderen Welt, aus der wir beide gerade kommen und ich kommuniziere mit ihr auf dieser Ebene. Ich heiße sie von Herzen auf dieser Erde willkommen und vor allem in meinem Herzen als ihre Oma. Wie komisch dies klingt, Oma – Großmutter.

Eine Woche später befinde ich mich in einem Seminar bei Robert Betz in der Nähe von München. Vor einem halben Jahr war ich zufällig auf seine Internetseite gelangt und hatte mich damals für die Transformationswoche angemeldet. Was da transformiert werden soll, weiß ich nicht genau. Mich sprachen seine Inhalte einfach an und ich möchte jeden Input für meine berufliche Untermauerung aufnehmen. Psychologie kann für meine neue Laufbahn nur von Vorteil sein, rechtfertige ich mein Bedürfnis. Hinzu kommt jetzt, dass ich diese Auszeit für sehr willkommen heiße und mich darauf freue, mit mir zu sein.

Dabei bemerke ich, dass dieses etwas ganz Neues ist – mit mir sein zu wollen, Bedürfnisse in mir wahrzunehmen.

Welch eine Entdeckung: Da betone ich als Trainerin völlig überzeugend, wie wichtig es sei, die eigenen Bedürfnisse zu erkennen und einen Weg zu finden, dass diese Bedürfnisse Erfüllung erfahren ohne dabei die Bedürfnisse des anderen einzuschränken. Und ich? Was ist mein Bedürfnis?

Ich stelle fest, dass mein Bedürfnis darin besteht, dass es meinem Mann gut geht, meinen Kindern, dass das Unternehmen Familie reibungslos läuft.

Das kann ich gut. Ein klein wenig fühle ich bei diesen Gedanken verborgenen Stolz in mir. Ich bin eine Mutter aus Leidenschaft, eine Frau, die zu ihrem Mann steht, niemals seine Karriere einschränkt oder behindert. Es gelingt mir sogar, ihn neben fünf Kindern ganz praktisch zu unterstützen.

Die strahlenden Augen unserer Kinder bedeuten für mich höchstes Glück – dafür lebe ich. Ihnen eine Freude zu bereiten ist meine Freude. Meinetwegen bräuchten sie in der Schule nur zu ihren Lieblingsfächern zu gehen. Wir feiern in einem Ritual den ersten und letzten Ferientag und während der Schulzeit sind ihre Sorgen und Erfolge auch die unseren.

Sowohl Andreas als auch ich geben unseren Kindern jede freie Minute. Ja, wir sind eine Vorzeigefamilie, in der jeder der sein darf, wer er ist.

Obwohl Andreas in der Regel lange Arbeitstage hat und die Kinder in seiner Klinikzeit in der Woche oft erst sah, wenn sie schon schliefen, kann ich behaupten, dass dies unserem Miteinander nie einen Abbruch tat.

Auch in seiner Abwesenheit beziehe ich ihn in alle Angelegenheiten den Kindern gegenüber mit ein. Nie lasse ich eine Bemerkung fallen, dass Papa leider nicht da ist, sondern finde Wege stets eine Verbindung zwischen Kind und Vater spürbar zu machen. Bei ganz wichtigen Dingen wie zum Beispiel dem Herausfallen des ersten Zahnes, einer besonders gelungenen Schulleistung oder aber auch einem schweren Sturz oder Tod eines Haustieres erlaubt Papa den Kindern seine Praxistätigkeit zu unterbrechen. Dabei zählt nicht, ob es in unseren Augen wichtig ist, sondern aus Sicht der Kinderseele.

Für Andreas ist manche Dringlichkeit nicht ganz nachvollziehbar, aber ich bin ein wirkliches Muttertier mit einem ausgeprägten Instinkt hinsichtlich des Wohlgefühls meiner Brut. Dabei bin ich keine einengende Glucke. Neben allen Verpflichtungen, die auch ein Kind schon hat, bin ich ein Kämpfer für alle notwendigen Freiheiten, die aus meiner Sicht zum Gedeihen erforderlich sind.

Die Entscheidung meines Mannes für eine eigene Praxis und gegen eine Kliniklaufbahn beruhte auf seinem Wunsch, mehr am Familienleben teilzuhaben.

So gestaltet sich unser Mittagessen auch jetzt noch sehr lebhaft austauschend, wenngleich mit inzwischen vier Personen deutlich ruhiger als zuvor mit sieben.

Die Wochenenden beinhalten immer gemeinsame Unternehmungen, wo ich gerne etwas mehr von Andreas' Kreativität besäße. Diese Angebote sind stets optional, obwohl tief in unseren Elternherzen verwurzelt vermutlich der Wunsch nach Annahme der Option schlummert. Wir bemühen uns ein Nein seitens unserer Kinder nicht zu bewerten.

Ich merke, wie ich vermehrt in meinen Gedanken verweile, mehr reflektiere als früher – na ja, da hatte ich auch keine Zeit, analysiert in mir gleich ungefragt mein Denker. Ich erkenne auf einmal, dass sich alles ausschließlich in meinem Leben um diese Mutteraufgaben dreht.

Wenn ich Teilnehmerin meines eigenen Seminars wäre, so bekäme ich bei dieser Art Bedürfnisbeschreibung eine ernste Frage durch mich als Trainerin gestellt: „Funktionieren Sie, leben Sie oder werden Sie gelebt?"

Ich fühle mich ertappt und weiß genau, dass ich diese Frage wohl so nicht mehr stelle ohne zuvor meine Antwort gefunden zu haben. Da taucht wieder der Satz in mir auf und damit gleichzeitig mein inneres Chaos: Ich gehe keinen Kompromiss mehr ein, hinter dem ich nicht stehe. Wieso dieser Satz? Woher kommt er?

Mir ist bisher nicht aufgefallen, dass ich nicht immer hinter meinen Kompromissen stehe. Wie nehme ich mich überhaupt wahr? Tue ich das überhaupt? Oh nein, ich sehne mich doch wohl nicht nach Selbstverwirklichung und werde zu dieser Art Frauen, die ab vierzig mit Räucherstäbchen und Klangschalen in vergeistigten Zuständen dahinschwebt. Nicht ich, die ich so taff im Leben meinen Mann stehe!

Wer weiß, was diese Transformationswoche bringt, was da so transformiert wird – ich befinde mich in einer inneren Egal-Haltung. Chaotischer kann es vermutlich kaum in mir werden.

Gemeinsam mit fünfundsechzig Teilnehmern führt uns der Diplom-Psychologe und spirituelle Lehrer, Robert Betz, zu neuen Denkansätzen. Ich bin froh in der hinteren Reihe meinen Platz zu haben, möchte einfach nur zuhören und schauen, ob ich hier einen neuen Kurs für mein Lebensschiff finde oder zumindest Klarheit und Struktur, an der ich mich innerlich wieder ausrichten und stabilisieren kann.

Am zweiten Tag geht es um das innere Kind – noch nie hatte ich davon gehört. Er fragt, wer in unserem Leben dominanter sei: Vater oder Mutter. Robert spricht ausgerechnet mich an und ich erwidere: „Das kann ich nicht genau beantworten. Ich wurde mit dem lieben Gott erzogen. Für mich war es wichtiger, ob ich es in seinem Sinne richtig oder falsch mache.“

„Ich nehme an“, so Robert, „du bist mit einem Herrgott in Weiß verheiratet.“ Das sitzt! Und für den Rest dieses Tages rebelliert alles in mir.

Ich ärgere mich sehr über diese saloppe Äußerung – wie kann er das miteinander in Zusammenhang bringen, und wie kommt er darauf? Gibt es da überhaupt einen Zusammenhang oder war das einfach nur Zufall? Und anstatt, dass ich innerlich zur Ruhe komme, kurbelt jede weitere Stunde in diesem Seminar meine innere Zerrissenheit noch mehr an.

Auch der Austausch mit anderen Teilnehmern gleicht einer inneren Zerreißprobe. Ich spüre, dass etwas sehr Wahres an allem, was ich hier höre, dran sein muss und genauso spüre ich meinen großen Widerstand, diesen neuen Gedanken Raum zu geben.

Schließlich weicht meiner Ablehnung die Bereitschaft, herauszufinden, warum ich so massiv auf alles hier mit Widerstand reagiere und es mich gleichzeitig so anzieht.

Ich lerne hier erstmals zu meditieren. Etwas, das mir in meinem Leben bisher nicht ansatzweise gelang. Ruhe hat in meinem Leben keinen Platz – ich habe eben Temperament.

Selbst das autogene Training damals zur Geburtsvorbereitung umging ich geschickt, indem ich in dieser Zeit gedanklich meine Einkaufsliste erstellte, und mir vor Augen hielt, was an diesem Tag alles zu bedenken war – jede Minute weiß ich zu nutzen.

Hier nun gibt es nichts dergleichen zu tun, ich lerne mich mit jedem Tag besser fallen zu lassen und bekomme Zugang zu einer gänzlich anderen

Ebene in mir. Noch erschrecken mich die Bilder, Gefühle und Erfahrungen in der Meditation.

In den Pausen habe ich nicht das Bedürfnis, mich mit anderen auszutauschen. Sie alle scheinen in dieser Thematik bewanderter als ich. Was ich hier höre, sind einzelne Puzzleteile, die ich versuche ineinanderzufügen.

Mich im Spiegel eines anderen zu erfahren; herauszufinden, ob ich normal sein will oder glücklich; dass ich ohne meine Vergangenheit und Glaubenssätze frei bin; die Frage, ob meine Gedanken wirklich wahr sind; dass das innere Kind aus nicht zugelassenen Emotionen besteht … – Robert versteht es auf sehr unmissverständliche Art und Weise, den Lebenstrott unter die Lupe zu nehmen, zu hinterfragen – sich selbst wahrnehmen und lieben zu lernen, ist seine Botschaft. Dabei habe ich sofort die Begriffe „Egoismus“ und „Eigenlob stinkt“ parat und bin weit entfernt von Selbstannahme.

„Liebe deinen Nächsten“ lebe ich – „wie dich selbst“ befindet sich im Nebel. Meine innere Welt ist mir so fremd, ich hatte bisher einfach keine Zeit dafür. Mein Schiff fuhr einen genialen Kurs und niemand redete mir hinein.

Ich wundere mich über meine Toleranz, belasse Ideen, Aussagen, Meinungen und Erfahrungen anderer und nehme mich als neugierigen Zuhörer wahr, auf der Suche nach – wonach eigentlich? Nach einem neuen Lebensrezept, nach Orientierung, nach neuer Weltanschauung oder einfach nur nach mir?

In diesen Gedanken versunken und in der Pause aus dem Fenster des Seminarraums schauend, fährt eine Hand über meinen Rücken und Rainer, ein über zehn Jahre älterer Teilnehmer bemerkt besorgt: „Mädchen, was hat man dir denn angetan, dass du Männern gegenüber so die Stacheln ausfährst?"

Meiner guten Kinderstube verdankt er es, dass ich die Beherrschung behalte und meiner inneren Wut nicht durch eine Ohrfeige freien Lauf lasse. Stattdessen laufen mir Tränen über das Gesicht – er nimmt mich einfach in den Arm und sagt: „Ist ja schon gut."

„Nichts ist gut", antworte ich bockig. „Mein Leben steht Kopf und ich weiß nicht, ob hier alle spinnen oder ob ich spinne, ach, ich weiß gar nichts."

„Das ist die beste Voraussetzung", stellt er lachend fest und das Seminar geht weiter.

Wenn ich eines hier mitnehme, dann ist es, dass mir diese Woche zugefallen ist und es sicherlich kein Zufall war, dass ich nach dem gewaltigen Einschnitt vor wenigen Wochen hier sitze und absolutes Neuland auf mich einströmt. Ich sehe es als eine Fortsetzung meiner neuen Erfahrungen.

Nun bin ich zum Seminarabschluss in der Feedbackrunde an der Reihe, stehe auf ohne zu wissen, was ich sagen kann und höre mich mit bewegter zitternder Stimme sagen: „Ich hatte vor fünf Wochen eine Nahtoderfahrung und weiß nun, dass ich leben will und nicht mehr gelebt werden will." Roberts Kommentar: „Herzlichen Glückwunsch und vielen Dank."

Vor der Abfahrt sitze ich neben Ingrid und Michael aus Österreich. Inzwischen bin ich daran gewöhnt, dass hier alle sofort und ausschließlich über sich selbst reden. Ingrid ist Mutter von fünf Kindern und entnimmt meinen wenigen Worten, dass unsere Geschichten sich verblüffend ähneln, nur, dass sie einen Vorsprung von ein paar Jahren hat. Beide wirken in sich ruhend und nach ihren Scheidungen sich wirklich liebend – völlig anders, als ich partnerschaftliche Liebe bisher lebte und verstand: nämlich als ein ausschließliches WIR. Die beiden zeigen – es ist also möglich: du und ich im WIR.

Zurück in meinem Alltag bin ich weiterhin bemüht meinem Leben wieder eine Richtung zu geben. Vor allem die Schwere loszuwerden. Ich fühle mich innerlich so einsam, wie eine Fremde im eigenen Haus. Wie eigenartig sich dies anfühlt. Dieses große wunderschöne Haus, in dem sich so viel eigene Idee und Kraft verbirgt. Und nun laufe ich auf einmal wie fehl am Platze hier herum.

Es ist Andreas' Erfüllung – viel mehr als meine, stelle ich fest. Es ist auch nicht verwunderlich, denn er ist alleiniger Finanzierer. Er hat uns ein perfektes wunderschönes Zuhause geschaffen, viel Raum, es fehlt an nichts. Er hat einen ausgeprägt guten Geschmack. Ich erkenne, dass dies mehr sein Haus ist, ich mich mit meiner Tatkraft eingebracht habe, die Umsetzung mit koordiniert habe und die Instandhaltung größtenteils mein Part ist.

Ich hatte bisher einem eigenen Garten nicht so viel Herzblut beigemessen – hier jedoch ist es etwas anderes. Ich stehe mit Elan in unseren Beeten, erfreue mich anschließend an dem erholsamen Anblick, den solch ein Garten schafft. Ich streiche Zäune, mähe Rasen, gestalte für Antonia einen eigenen kleinen Garten von knapp vier Quadratmetern mit blauem Holzzaun mit Gartentor und einer Bank darin. Alles ist genau so, wie sie es wollte. Ihr Papa hat ihre Idee unterstützt und ich so weit umgesetzt, bis auf die körperlich zu schweren Arbeiten.

Vor einigen Jahren bauten wir an einem Wochenende ein großes Baumhaus, eines von vielen gemeinsamen Aktionen von der Planung, über die Konstruktion bis hin zur offiziellen Einweihung mit Richtfest. Während die Kinder das Dach des Baumhauses unter Andreas' Anleitung und Mithilfe abdeckten, zeichnete ich die Lieblingsfiguren der Kinder an die Holzwände. Dieses Baumhaus ist Rückzugsort, Wachturm über vorbeiziehende Spaziergänger, hier wird gespielt, werden Geheimnisse ausgetauscht, im Sommer wird hier sogar übernachtet. Es ist ein Herzstück des Gartens und auch ein Anziehungspunkt für Nachbarskinder. Bei uns kann man immer klingeln, einer der vielen Kinder ist als Spielkamerad immer da - gewesen.

Worüber ich auf einmal so alles nachdenke …

Andreas spürt meine innere Stimmung, ich kann meine Suche nach dem ICH im WIR nicht verbergen, auch das Überspielen funktioniert schlechter als sonst.

Immer wieder deute ich ihm mein inneres Durcheinander an ohne dass seine Hilfestellung wirklich greift.

Wir gehen in ein gemütliches Lokal. Früher freute ich mich auf solche Unternehmungen. Da auch dies nicht mehr so ist, lautet meine Selbstdiagnose: Depression – so muss es sich anfühlen, wenn nichts mehr von Bedeutung ist.

Dabei fühle ich mich schlecht, schuldig und unfair ihm gegenüber. Er, der sich ein Bein für mich ausreißt, mich liebt, obwohl ich mich so „danebenbenehme“.

Ich beginne ihm während des Essens Details von meinem Erlebten während der Nahtoderfahrung zu berichten. Ich möchte, dass er mich nicht nur versteht, sondern auch Lücken für mich schließt. Andreas ist sehr belesen und philosophisch interessiert und auch auf physikalischen und religiösen Gebieten sehr bewandert. Er hat mich in all den Jahren immer teilhaben lassen an seinem Wissen, seinem Lesestoff und unterrichtet, während ich mit der Versorgung und liebevollen Aufzucht beschäftigt war.

Er hört mir zu und ich spüre dabei erstmals, dass es ihn nicht wirklich interessiert beziehungsweise es aus seiner Sicht nichts Besonderes ist. Dies bestätigt er mir dann auch durch seine Antwort: „Gabi, du hast eben eine Erfahrung gemacht, die viele machen, auch wenn sie keine Nahtoderfahrung hatten. Du scheinst dich einfach bisher nicht mit dir auseinandergesetzt zu haben.“

Ich erinnere mich an das innere Kind, das sich jetzt gerade in diesem Augenblick ganz klein und gemaßregelt fühlt, richtig dumm. Nichts Besonderes. Miss dem Ganzen doch nicht so viel bei – erziehe ich mich selbst. Vielleicht macht dieses Thema anderen auch einfach Angst! Ich beschließe mit meiner inneren Arbeit ein wenig Pause zu machen, damit ich zu dem alten Leben zurückfinde.

In diesem Augenblick wird mir so schmerzlich deutlich, dass ich auf der Suche nach meiner Lebensfreude bin, ich habe sie verloren – wann denn bloß – wann, warum und wie ist diese Schwere in mein so augenscheinlich schönes Leben gekommen? Und warum interessiert es niemanden, warum versteht mich auf einmal keiner?

Mir fällt urplötzlich Wien ein. Vor etwa anderthalb Jahren verbrachten wir dort mit den beiden jüngsten Kindern die Herbstferien. Urlaube sind schon immer ein wichtiger Bestandteil unserer Gemeinsamkeit und von allen Kindern gerne angenommen. In einer lapidaren Unterhaltung in unserer Ferienwohnung in Wien fragte mein Mann damals, ob zu dem anstehenden Treffen in vierzehn Tagen auch Frau Philine Vobes komme.

Es handelte sich dabei um ein privates Treffen mit unseren Freunden Violetta und Johannes. In unregelmäßigen Abständen vereinbarten wir einen gemeinsamen Tag, an dem einer von uns zu einem Thema referierte und ein gemeinsames Essen für gemütliche Geselligkeit sorgte. Philine, alleinstehend, hatten wir seit Neustem mit eingeladen.

Die ironische Betonung auf „Frau Vobes“ und das damit ausgelöste Lachen der Kinder ließen mich an die Decke gehen. Ich konterte, dass er doch genau wisse, dass Philine meine Freundin sei und was diese wertende Äußerung sollte. Er und die Kinder waren sich einig, dass es doch nur ein Scherz war, ich solle nicht so überempfindlich reagieren.

„Immer hast du etwas an meinen Freundinnen auszusetzen, an keinem lässt du ein gutes Haar“, setzte ich entgegen. „Na ja“, antwortete Lukas, „du musst schon zugeben, Mama, deine Freundinnen sind schon ein bisschen merkwürdig und fast alle geschieden.“

Lukas positioniert sich als heranwachsender Mann automatisch an die Seite seines Vaters, während Antonia solche Diskussionen als Lern- und Beobachtungsfeld meist schweigend verinnerlicht.

Das Ungleichgewicht brodelte schon länger in mir: Alles, was Andreas sagt, hat einfach mehr Akzeptanz und Gewicht bei unseren Kindern und Freunden. Ich spürte diese Ohnmacht, diese unangenehme Unterlegenheit, nur ließ ich damals nicht locker. Er hat zwar mehr Bildung, aber ich weiß doch, was ich fühle und das zählt auch!

Ich stand auf und sagte, dass ich spazieren gehen werde, solche Art der Unterhaltung sei mir zu blöd.

Andreas nahm sich stillschweigend zurück, als alle drei merkten, dass dies für mich ganz und gar nicht als Spaß aufgefasst wurde.

Da wir im Streiten absolut ungeübt waren und Spannungen uns bis vor Kurzem absolut fremd waren, begleitete Andreas mich auf meinem Spaziergang. Ich kochte vor Wut, wenngleich sich dies sehr zurückhaltend kontrolliert zeigte. Ich warf ihm an den Kopf, was es sollte, dass er mich immer so erniedrige – und dann noch vor den Kindern. In dem mir bekannten und so verhassten strengen erziehenden Ton antwortete er mir, was ich mir bei so einer Show eigentlich gedacht hätte. Wie ich denn überhaupt annehmen könnte, dass er mich erniedrigen wollte. Mich, die er doch so über alles liebe. Das träfe ihn sehr, mache ihn sehr traurig und entspräche doch überhaupt nicht seiner Absicht. Wenn ich dies nicht wisse, dann frage er sich, weshalb ich dann überhaupt mit ihm zusammen leben würde.

Genau so lief es immer wieder ab. Ich fühlte mich dann schuldig und undankbar – nur dieses Mal machte ich dabei eine folgenschwere Entdeckung: Wenn – und das glaube ich ihm tatsächlich – wenn er gar nicht merkt, dass er mich erniedrigt, dann, ja um Gottes willen, haben wir keine Chance zur Veränderung.

Aber so leicht wollte ich es nicht hinnehmen – ihm keinen Freibrief geben, dieses Verhalten fortzusetzen. Aber mir war bewusst, dass es sich um ein tief eingebranntes Muster handelt. Sein größtes Vorbild ist sein Vater, für den es nur Menschen unterschiedlicher Kategorien gibt. Mit den einen lohnt es sich, Kontakt zu pflegen, mit den anderen ist es eher peinlich und von daher überflüssig. Profiliert wird sich auf Kosten anderer.

Andreas ist der strengste Kritiker seines Vaters.

Tja und nun? „Ich habe dich geheiratet und nicht deinen Vater", warf ich ihm in meinem Verletztsein verbittert vor.

Wenn wir auch keine Sofortlösung fanden, so hatten wir immerhin eine Feststellung gemacht, die er nicht vom Tisch wischen konnte: Ich fühlte mich durch seine Aussage erniedrigt und er realisierte es nicht.

Dieser Wienurlaub war der erste Urlaub, der von einem ständigen Angespanntsein begleitet wurde.

Ich befinde mich in den letzten Monaten mit meinen Gedanken vermehrt bei zurückliegenden Ereignissen – auch dies ist neu für mich.

Mein Lebensschiff steht auf „Autopilot", der Alltag läuft automatisiert ab, die häusliche Routine bedarf keiner Überlegungen. Mir fällt auf, dass ich keine Freude an allem habe, was mir bisher Freude bereitete. Meine Arbeit fühlt sich schwer an: einkaufen, tägliche Wäsche, kochen … und dabei habe ich sogar eine Hilfe im Haushalt, damit ich meinem neuen beruflichen Interesse nachgehen kann.

Die innere Schwere erschöpft mich zunehmend, ich will sie loswerden, will das alte sorgenlose Leben zurück. Möchte mich durch Andreas gestärkt und verstanden wissen – ich will mich endlich wieder verstehen!

Im Juni besuche ich ein weiteres Seminar.

Für meine Familie ist mein Wunsch nach Fortbildung seit den Tagen in Zürich nichts Neues mehr. Die Kinder unterstützen mich und erfahren, dass „Hotel Mama“ auch Selbstbedienung bedeuten kann.

Rainer, den ich bei Roberts Seminar kennengelernt hatte, überzeugt mich ihn auch zu diesem Seminar zu begleiten. Das Thema „Kommunikation mit der geistigen Welt“ halte ich für eine wichtige und nützliche Grundlage für meine Arbeit als Kommunikationstrainerin. Auch wenn ich nicht weiß, was mich im Detail erwartet, so ist es für mich wichtig, selbst gut informiert zu sein, um für Fragen anderer gewappnet zu sein.

Die meisten Teilnehmer dort erscheinen mir wie von einem anderen Stern – zum Glück ist Rainer ganz normal und Hubert ebenfalls, ein weiterer Teilnehmer aus München. Wir drei bilden die letzte Reihe der zwölfköpfigen Gruppe. Wir üben uns in Toleranz den anderen gegenüber und lassen uns auf das Angebot ein, eine gänzlich andere Kommunikation auszuprobieren.

Wir erhalten am zweiten Tag die Aufgabe, am Nachmittag gemeinsam auf eine große Pferdekoppel zu gehen. Dort sollen wir schauen, welches der fünfzig Pferde mit uns Blickkontakt aufnimmt und auf uns zugeht. Den Blick sollen wir dann mit der Frage erwidern: Was ist hier deine Aufgabe? Den ersten Satz oder Gedanken, der uns durch den Kopf geht, sollen wir notieren und uns dann den Namen des Pferdes durch die Besitzerin der Tiere nennen lassen und dazuschreiben.

So etwas Abgefahrenes ist mir bisher nicht begegnet, aber ich weiß ja nun aus eigenem Erleben, dass es Dinge zwischen Himmel und Erde gibt, die mir bis vor einiger Zeit noch schier verschlossen waren.

Mit gemischtem Gefühl und dem Wissen, dass auch Rainer diese Aktion sehr „anders" findet, krieche ich unter dem Zaun hindurch und gehe mit respektvoller Haltung diesen großen Tieren gegenüber auf die Weide.

Ein Schimmel visiert mich tatsächlich gleich an und geht zielstrebig auf mich zu. Ich schaue ihm in die Augen und stelle meine Frage. Zum Glück sind wir hier ja alle gleich verrückt und kein normaler Mensch weiß, was wir hier treiben, denke ich. Meinen ersten Impuls, den ich nun von dem Pferd empfange, schreibe ich in mich hineinschmunzelnd nieder: „Lass mich in Ruhe!" Nichts lieber als das, denke ich und schon peilt mich ein dunkelbraunes bildhübsches Tier an, hebt den Kopf und schaut mich an. Seine Antwort lautet: „Ich bin neu hier." Und schon wendet es sich von mir ab. Ich stapfe weiter auf dieser großen Weide herum und finde es nun irgendwie aufregend – aber mit Sicherheit lese ich morgen in der Gruppe keine meiner Notizen vor. Alle acht Pferde, die auf mich zugehen, lösen einen anderen Impuls in mir aus – von: „Ich bin krank" bis: „Ich bin das Leittier".

Da es in diesem Kurs nicht an Mutigen mangelt, lausche ich am folgenden Tag deren Notizen und zu meinem Erstaunen entsprechen ihre Aufzeichnungen der deckungsgleichen Pferde meinen Sätzen. Das kann nicht wahr sein – wie geht das? Kommunizieren mit Tieren? Mein erster Proband galt als das zickigste Pferd in der Herde und auch das neue Pferd war in der Tat erst seit einer Woche Mitglied dieser Herde – alles stimmte überein.

Demnächst unterhalte ich mich wohl mit einer Aubergine im Garten, durchzuckt es mich und ich sehe mich am Abgrund der Normalität.

Was ist normal? Meine außerkörperliche Erfahrung ist wahr, egal was andere denken oder meinen und das hier mit den Pferden … Ich kann es nicht leugnen, wenn auch nicht begreifen.

Meinem Denker ist vieles suspekt, meinem Herzen bereitet es Freude, zu fühlen, was mein Denker für undenkbar erachtet. Ich befinde mich auf einer Gradwanderung.

Mir fällt die Parabel der Zwillingsbrüder ein, die im Volksmund kursiert:

Ein ungeborenes Zwillingspärchen unterhält sich im Bauch seiner Mutter. „Sag mal, glaubst du eigentlich an ein Leben nach der Geburt?", fragt der eine Zwilling. „Ja, auf jeden Fall! Hier drinnen wachsen wir und werden stark für das, was draußen kommen wird", antwortete der andere Zwilling. „Das ist doch Blödsinn", meint der Erste. „Es kann kein Leben nach der Geburt geben, wie soll das denn bitteschön aussehen?" „So ganz genau weiß ich das auch nicht. Aber es wird sicher viel heller sein als hier. Und vielleicht werden wir herumlaufen und mit dem Mund essen." „So einen Unsinn habe ich ja noch nie gehört. Mit dem Mund essen? Was für eine verrückte Idee. Es gibt doch die Nabelschnur, die uns ernährt. Und wie willst du denn herumlaufen? Dafür ist die Nabelschnur doch viel zu kurz." „Doch, es wird bestimmt gehen, es ist eben dann alles nur ein bisschen anders." „Du spinnst! Es ist noch nie einer zurückgekommen von nach der

Geburt. Mit der Geburt ist das Leben zu Ende." „Ich gebe ja zu, dass keiner richtig weiß, wie das Leben nach der Geburt aussehen wird. Aber ich weiß, dass wir dann unsere Mutter sehen werden und dass sie für uns sorgen wird." „Mutter? Du glaubst doch wohl nicht an eine Mutter! Wir haben sie uns erdacht, weil wir dadurch unser Leben besser verstehen können. Wo ist sie denn?" „Na hier – überall um uns herum. Wir leben in ihr und durch sie. Ohne sie könnten wir gar nicht sein!" „Quatsch, von einer Mutter habe ich noch nie etwas gemerkt, also kann es sie auch nicht geben!"

Und so waren die letzten Tage im Schoß der Mutter gefüllt mit sehr vielen Fragen und großer Angst. Schließlich kam der Moment der Geburt. Als die Zwillinge ihre Welt verlassen hatten, öffneten sie die Augen und schrien. Was sie sahen, übertraf ihre kühnsten Erwartungen und Träume.

(In Anlehnung an Henri J. M. Nouwen)

So sammele ich weitere nicht zusammenhängende Puzzleteile, in der Hoffnung, meinem Leben Sinn und Freude zurückzugeben.

Des Weiteren beschließe ich meine Verdrängungstaktik hin und wieder abzulegen und mir Szenen meines Lebens anzuschauen – was habe ich schon zu verlieren. Dabei spüre ich, wie sehr die Sehnsucht in mir nach diesem Raum der Liebe und Geborgenheit präsent ist. Ich habe keine Angst vor dem Tod – im Gegenteil. Das möchte jedoch keiner hören, macht Angst und schiebt mich in die Ecke der Lebensmüden – wie doch jede Silbe dieses Begriffes zutrifft.

Was mir zunehmend die Luft zum Atmen nimmt, ist eine immer größer werdende Entgleisung meiner gefühlten Stabilität zu Andreas.

Meine Beziehung gleicht Bahnschienen. Zwei Gleise, die parallel laufen, genau aufeinander abgestimmt durch Schwellen getragen und verbunden.

Sehr zweckmäßig, aber gleichzeitig einspurig, eingefahren, eintönig. Sicherlich, wir bemühen uns – vor allem Andreas, Veränderung in dieses eingefahrene System zu bringen: Reisen, kulturelle Angebote, gemeinsame Abende und so weiter verschönern die sonst so vorgegebene Struktur der Bahnschwellen: genannt Lebensalltag.

Ich investiere in beruflichen Neuaufbau.

Meine Arbeit als Trainerin erfüllt mich, meine Angebote werden gebucht. Ich habe etwas zu geben und ich erhalte neben mündlichem Lob und Dank auch eine in Geld ausgedrückte Wertschätzung. Es tut mir so gut – und gleichzeitig finde ich es komisch, wo ich doch nie auf etwas verzichten brauchte und Andreas der großzügigste Ehemann und Familienvater ist. Dieser eigene Verdienst fühlt sich jedoch vollkommen anders an.

Das Geld, so Andreas, sollte ich nicht in den Vordergrund stellen, sondern mich nur auf meinen inhaltlichen Aufbau konzentrieren, sodass ich mit Freude dabei bin. Welch ein Privileg! Die Kosten der Miete und der Neuanschaffungen für den Start müssen mich nicht belasten – unsere gemeinsame steuerliche Veranlagung balanciert es gut aus.

Die Tatsache beschäftigt mich sehr, dass ich im Grunde einen sehr hohen Umsatz machen muss, bis ich wirklich etwas einbringe, denn die Vorteile der Steuerklasse eines Alleinverdieners sind unserem bisherigen Konzept sehr entgegenkommend. So lautet unser Konzept: ich minus, er plus – und unterscheidet sich nur unwesentlich von unserer Arbeitsteilung der vorangegangenen Jahre: Er verdient – ich gebe aus.

Aber genau das will ich nicht und so strenge ich mich gewaltig an, damit ich Miete, Bürokraft und Werbekosten irgendwie erwirtschafte.

Die Problematik meines Angebotes liegt darin, dass viele Unternehmen und Privatpersonen noch gar nicht wissen, welche Bereicherung ihnen dadurch entgeht: Körpersignale wahrnehmen und interpretieren.

Da ich den Beruf als Krankenschwester erlernt hatte und ich mich in all den Jahren mit den Kindern bildungspolitisch betätigt habe, stelle ich mein Angebot dem örtlichen Krankenhaus und den umliegenden Schulen vor.

Es läuft zu meiner Freude gut an und ich lerne mit jedem Seminar dazu.

Noch ahne ich nicht, welch tiefe Dimension sich in meinem Angebot wirklich verbirgt. Auch der Name meines Institutes „für ein miteinander“ – fem – erweist sich als kollektive Notwendigkeit.

So finden in meinem Leben zu dem Zeitpunkt viele bahnbrechende Erkenntnisse und Ereignisse gleichzeitig statt.

Meine Schwierigkeit ist, dass meine neue Wahrnehmung so vieles auf einmal aufdeckt, mir Geschehnisse wie ein offenes Buch hinlegt, ich darin Zusammenhänge erahne, aber noch nicht wirklich durchschaue – vielleicht auch nicht durchschauen möchte.

Neues bedeutet Veränderung und erfordert sicherlich auch ein Aufgeben von Altem, mir so Vertrauten, worin ich sicher, geübt und erprobt bin. Veränderung bedeutet Mut und in meinem Fall auch ein In-Mitleidenschaft-Ziehen meiner großen Familie.

Wie kann ich Neues starten und gleichzeitig alles Alte so weit beibehalten, dass es keinen Nachteil bedeutet – ein organisatorischer Spagat, der mir gutes Management abverlangt. Diese Herausforderung ist überschaubar, meine innere Veränderung allerdings nicht.

Parallel beginne ich mein ICH in unserer Beziehung zu thematisieren. Ich erinnere mich an einen Text von Khalil Gibran über die Ehe, der genau ausdrückt, was ich empfinde.

Unsere Unterhaltung verändert sich. Bisher lag die Dominanz unserer Gesprächsführung unangefochten bei Andreas.

Mir fällt es schwer, auszudrücken, wie sich das WIR anfühlt. Zum einen bin ich in Gesprächsführung ihm gegenüber ungeübt, zum anderen verfügt Andreas auch über sehr fundiertes psychologisches Wissen und daher bringt er logische Erklärungen und Vorschläge, warum sich was bei mir gerade wie anfühlt. Früher hätte ich es dankbar angenommen, aber nun nicht mehr. In mir fühlt es sich anders an und er kann es nicht wissen.

Für ihn ist WIR Liebe und Zweisamkeit, die alles einschließt. Er kann meinen Wunsch nach ICH nicht nachvollziehen, weil es sich für ihn einfach schon so anfühlt, als wenn es ein DU einschließt.

So arbeiten wir uns langsam vor und ich versuche ihm zu vermitteln, dass sich dieses für ihn so gleichgewichtige und ausgewogene WIR für mich keineswegs ausgewogen anfühlt. Wir diskutieren nun häufiger – gleiche Augenhöhe! Für ihn fühlt sich unser Miteinander gleichwertig an, meine

Realität dagegen lautet: Andreas oben – der Wissende, Führende und ich unten – die Dienende und Ausgleichende. Die Zahnräder pass(t)en wunderbar ineinander. Mir fällt ein häufiger Ausspruch von Jan-Philipp in jungen Jahren ein: „Papa ist unser Bestimmer." – Kindermund tut Wahrheit kund.

Es sind stundenlange, sogar tagelange Gespräche, die uns nur Zentimeter für Zentimeter voranbringen. Dabei gibt es durchaus Momente, in denen wir die Essenz unserer Worte beide gleich fühlen, aber wir verteidigen unsere Bestrebung: Andreas: Position sichern – ich: neue Position einnehmen wollen, nämlich wirklich auf Augenhöhe.

Ich möchte die gleichen Rechte, von denen Andreas gar nicht erkennt, dass ich sie noch nicht habe – wir diskutieren uns in eine Sackgasse.

Meine neuen Bedürfnisse stören den Haussegen mächtig. Ich bringe Unruhe in das gut funktionierende System.

Hinzu kommt, dass Andreas Momente erfährt, in denen er sich von mir nicht geliebt fühlt. Grund ist meine zunehmende Beschäftigung außerhalb von Familienangelegenheiten.

Ich gerate unter Druck meine Liebe beweisen zu müssen. Es kommt zu Diskussionen über Alltäglichkeiten, die uns beide so fremd sind und doch sind sie nun da. Ich beginne mich vehement zu verteidigen.

Nie habe ich seine Arbeitszeiten angekreidet, etwas anderes eingefordert, ich habe ihm stets alles ferngehalten, was ihn einengte. „Ja, das stimmt und dafür bin ich dir auch sehr dankbar", merkt er an. „Aber das ist doch etwas anderes. Ich muss dies doch schließlich tun, um unsere Familie zu ernähren. Du musst dies doch nicht und kannst es dir einteilen."

Meine Unterrichtszeit in der Schule lege ich so, dass ich das Mittagessen für alle zubereiten kann und die Kinder nicht alleine essen müssen, da Andreas dann ebenfalls zu Hause ist. Zwischen seiner Abwesenheit und meinem Zurückkommen sind die beiden Kinder nur eine Stunde allein. Ich freue mich über diese geniale Möglichkeit. Die Ferien halte ich komplett für die Familie frei und auch die Wochenenden so weit es geht.

Aber dies alles ist nichts Halbes und nichts Ganzes. Wenn ich wirklich – und das ist mein Wunsch – eine Selbstständigkeit aufbauen möchte, dann heißt dies zunächst jedenfalls, jeden Auftrag anzunehmen.

Dies ist jedoch nur die halbe Wahrheit. Ich entdecke neue Energie in mir, Lust und Freude mich im Außen zu messen, genieße zunehmend das Interesse anderer an mir; das fühlt sich ganz anders an als die mir so bekannten „Sandkasten-Gespräche" und die in jeder ersten Klasse wiederkehrenden Elternfragen nach verschwundenen Brotdosen und Problemen von Fahrschülern.

Bei Gesprächen mit männlichen Auftraggebern befinde ich mich im inneren Konflikt. Rainers Worte damals waren nicht die einzigen, die mich in den letzten Wochen und Monaten immer wieder darauf hinwiesen, dass ich Männern gegenüber unbewusst Stacheln ausfahre.

Mir war schon Jahre davor aufgefallen, dass nie ein Mann mit mir einen Flirt beginnt – und für so unattraktiv halte selbst ich mich nicht.

Freunde erklären mir dies mit: Du wirkst so stark, perfekt, alles im Griff habend. Bei dir hat man das Gefühl, dass man sich eine Abfuhr einfängt, wenn man dir ein Kompliment macht, geschweige denn, dich anbaggert …

In unserer Familie sprechen wir über alles und so auch darüber, dass meine Freundinnen und Frauen in meinem Alter von Flirts und „Möglichkeiten“ berichten, während ich diesbezüglich gänzlich unbehelligt bleibe.

Die nachvollziehbarste Erklärung lieferte Lukas vor elf Jahren mit seinen damals neun Jahren. Er kuschelte sich lieb an mich und schaute mich liebevoll mit den Worten an: „Mama, du siehst eben so verheiratet aus!“

Den scherzhaften Vorschlag der Kinder damals, doch mal einen Mann auf mich anzusetzen und wie er denn so sein sollte, lehnte ich lachend ab.

Damals war es nur eine sachliche Feststellung, heute aber berührt mich mein Verhalten und verunsichert mich männlichen Seminarteilnehmern und Auftraggebern gegenüber. Das sollte sich nun schon bald ohne mein Dazutun ändern.

Während ich mit einem gut aussehenden, attraktiven Mann die Namensliste der eingetragenen Teilnehmer nach einer Informationsveranstaltung durchsehe, um sowohl die Gruppenzusammensetzung als auch die Anzahl der notwendigen Seminare zu planen, durchzuckt mich aus dem Nichts der Gedanke: Ich bin eine Frau – und er ein Mann.

Ich fühle meine Weiblichkeit, was im Grunde nichts Spektakuläres ist. Die Neuentdeckung darin liegt in der Tatsache, dass ich mich bisher überhaupt nicht als Frau, als weiblich eventuell anziehendes Wesen wahrnahm – sondern, so merke ich erst jetzt – ausschließlich als Mutter und nach dem Motto: „Der Lack ist ab“.

Diese Entdeckung bringt mich, die ich doch so klar meinen Weg gehe und mich zu verhalten weiß, in eine merkwürdige Irritation.

Ich schaue in seine Augen und versuche herauszufinden, ob er wohl etwas von meiner mir peinlichen Entdeckung bemerkt. Gut gegangen.

Wenige Wochen später erhalte ich eine E-Mail, in der sich ein Auftraggeber sehr positiv über meine Arbeit äußert. Er würde mich gerne zu einem Glas Wein einladen und die Frau hinter dieser Arbeit genauer kennenlernen.

Ich freue mich und stimme zu.

Ich berichte meiner Familie sofort beim Mittagessen von dieser E-Mail. Und wieder ist es Lukas, der mich dieses Mal nun als junger Mann von zwanzig Jahren umarmt und feststellt: „Dann siehst du wohl nicht mehr verheiratet aus.“ Wir lachen alle – in unserer Familie darf jeder so sein, wie er ist.

So beraten mich die Kinder vor dem ersten „Fremde-Männer-Treffen“, was mich gut kleidet, wobei Lukas betont, dass er weiß, wovon er spricht und Antonia mein Verhalten etwas sonderbar übertrieben findet, meiner Kleiderwahl jedoch zustimmt.

Andreas gönnt mir diesen Abend – wir denken uns nichts dabei – schließlich arbeitet er täglich mit Frauen zusammen und seine Praxis teilt er sich mit einer Kollegin.

Der Abend gleicht einem Seelenausflug und da wir in das neunzig Kilometer weit entfernte Hamburg fahren, wird es nach Mitternacht. Auf dem Rückweg, kurz vor meiner Ankunft zu Hause erreicht mich eine SMS von Antonia, die über heftige migräneartige Kopfschmerzen klagt und fragt, wo ich denn bliebe – da sind sie wieder, die Mutterpflichten.

Glücklich über diesen netten Abend komme ich zur Haustür herein und hoffe, dass mein Mann noch wach ist, damit ich ihm berichten kann. Zunächst aber kümmere ich mich um Antonia, die schon bald einschläft, nachdem ich an ihrem Bett war.

Andreas aber empfängt mich mit einem Blick, der mich messerscharf mit der Frage durchbohrt: Wo kommst du denn jetzt her?

Mit einem Schlag, nur mit diesen wenigen Sekunden strafendem vorwurfsvollen Augenkontakt ist alles dahin. Ich bin sauer, wütend und enttäuscht – jetzt habe ich großes Verlangen, sofort das Haus zu verlassen.

In mir baut sich ein Vulkan auf. Was bildet er sich ein, er ist immer unterwegs, seit Jahren: Fortbildungen, Kongresse, kommt seit Jahren so gut wie nie vor zweiundzwanzig Uhr aus der Praxis nach Hause und noch nie, wirklich nie habe ich nur daran gedacht, eine derartige Frage zu stellen – oder gar eifersüchtig zu sein.

Anstatt viel zu sagen verschließe ich mich innerlich – das hier ist mir alles zu idiotisch – ich fühle mich wie ein rennender Tiger im Käfig gefangen.

Ich gehe schweigend ins Bett, drehe mich auf meine Seite und tauche ein in meine innere Welt. Seine Rechtfertigung und spätere Entschuldigung erreicht mich nicht. Ich kann das nicht unbeachtet so stehen lassen.

Ich merke, dass ich mich seit meinem neuen Leben in mir mehr zu Hause fühle, als in meinem äußeren Zuhause. Hier innen brauche ich mich nicht erklären, hier bin ich akzeptiert, darf die sein, die ich bin. Hier genieße ich meine neuen Gedanken, erlaube mir Wünsche – hier in mir ist alles so leicht.

So sehr wir uns bemühen ein Gleichgewicht herzustellen, es will uns nicht gelingen. Wir sind reizbarer, manchmal erscheint es mir, als sprächen wir verschiedene Sprachen. Auf gewisse Weise sind wir hilflos, wir können es uns nicht erklären, wo wir einander doch sonst sogar wortlos unmissverständlich verständigten.

Diese Instabilität breitet sich schleichend auf allen Ebenen unseres Miteinanders aus. So kommt die Idee auf den Tisch, externe Hilfe aufzusuchen.

Unsere Kinder bekommen die Spannungen mit, auch wenn wir selten unsere Meinungsverschiedenheiten vor ihnen austragen. Wir wissen, dass sie sehr stolz darauf sind, dass wir nie streiten, uns als Eltern immer einig sind.

An einem Wochenende, als alle fünf Kinder bei uns sind, eröffnet Andreas ihnen, dass wir Probleme miteinander haben, was ihnen sicherlich nicht entgangen ist. „Wir nehmen nun externe Hilfe in Anspruch, damit wir zu der Liebe zurückfinden, die wir uns beide wünschen. Es ist für Mama einfach schwer, nach dem Erlebnis Anfang des Jahres wieder zu den alten Gefühlen zu finden. Aber wir schaffen das schon, ihr braucht keine Angst zu haben, auch du nicht, Antonia“, höre ich ihn sagen.

Die Gesichter unserer Kinder schnüren mir die Kehle zu und ich fühle ihre Traurigkeit sehr schmerzlich. Gleichzeitig schreit es in mir auf und ich verteidige mich: „Du bist genauso daran beteiligt wie ich, hör doch endlich auf in allem mir die Schuld zu geben. Du bist es, der immer einen Beweis will, dass ich dich liebe, du bist es, der immer nur von Scheidung redet, bloß, weil ich nicht zu allem Ja und Amen sage und du hast ein Problem damit, dass ich mir etwas aufbauen möchte.“

Antonia läuft weinend in ihr Zimmer, Lena sitzt weinend am Tisch, alle wischen sich die Tränen ab und auch die Jungs bemühen sich sehr um Fassung. Jan-Philipp findet in solchen Augenblicken oft zuerst die Fassung und Worte. Er sagt: „Danke, dass ihr es uns sagt. Ihr schafft das schon und wir stehen zu euch.“

Julia und ihr Mann sind sichtlich berührt, sagen aber nichts.

Ich bitte Lena zu Antonia zu gehen, ich bin jetzt sicherlich die Falsche.

Wenig später kommt Lena wieder zu uns und berichtet, dass Antonia es belastend und ätzend findet, dass man stets so sehr auf sie Rücksicht nähme, bloß, weil sie die Jüngste sei.

Das verstehe ich nicht, aber ich verstehe ja so vieles nicht. Es ist wieder so ein Moment, in dem mich die Sehnsucht nach „oben“ überfällt. Warum bin ich damals nicht einfach gestorben? Hier mache hier alles kaputt, verursache Schmerz und Chaos … Vor allem fühle ich mich so unendlich alleine.

Ich ahnte nie, dass es so fruchtbar ist, in Gemeinschaft einsam zu sein.

Andreas leidet und die Kinder mit ihm. Ich koche innerlich. Genau dieses Verhalten von Andreas versetzt mich in den inneren Schleudergang ohne Programmstopp.

Bei Roberts Seminar hatte ich begriffen, dass unsere Gedanken Kräfte besitzen und nach Erfüllung bestrebt sind. Es nützt nichts, Andreas das immer wieder zu sagen, wenn er von Trennung und Scheidung spricht.

Ich hake immer wieder nach auf der Suche nach der Ursache unserer unterschiedlichen Wahrnehmung, erkläre mich, um herauszufinden wo wir entgleisen, wo die Bruchstellen unseres Miteinanders sind. Aus meiner Sicht können wir nur Stabilität finden, wenn wir unseren tiefen Gedankenmustern auf den Grund kommen. Dabei bemühe ich mich so sehr Andreas zu verstehen, der versucht mir begreiflich zu machen, dass sich einfach alles nur wieder einspielen muss.

Dieser Prozess, das spüre ich ganz genau, führt mich unaufhaltsam immer weiter weg von Andreas – ich fühle die Bedrohung, die Liebe zu ihm zu verlieren. Wir brauchen eine Bremse.

Die erste Therapiestunde – wie das klingt – empfinde ich wie die reinste Folter, während Andreas sich dort aus meiner Sicht angenommen fühlt. Vielleicht liegt es daran, dass Andreas schon bevor er mit mir darüber sprach, E-Mail-Kontakt zu dieser Sexualtherapeutin aufgenommen hatte. Oder aber daran, dass sie beide Mediziner sind und ich das Gefühl eines Komplotts gegen mich verspüre.

Mir erscheinen seine Worte so fremd – das ist nicht mein Mann und schon gar nicht ist er derjenige, der so leidet. Ich merke, dass ich diese Regungen in ihm sehr schlecht ertrage, sie keinerlei Mitleid oder Mitgefühl in mir auslösen, sondern den Bogen immer straffer ziehen, der mich einem Pfeil gleichend in die Ferne katapultiert.

Auf die Fragen der Therapeutin antworte ich überlegt und verdeckt – das Spiel hier gefällt mir nicht und neutral finde ich sie schon gar nicht.

Umso mehr erstaunt mich dann ihre Aussage gegenüber Andreas: „Ihre Frau ist nicht Ihr kleines Mädchen, sondern Ihre Frau. Sie können nicht zum einen ihre Veränderung begrüßen und unterstützen und gleichzeitig erwarten, dass alles beim Alten bleibt. Das zieht die Schlinge enger und kommt einem Katapulteffekt gleich."

Das ist das einzig Vernünftige, was ich von ihr höre, alles andere erscheint mir völlig an unserem Problem vorbei. Für mich ist ihr Vorschlag von irgendwelchem – ich umschreibe es mal mit einem Rückenstreicheltraining, wo es darum ginge, das Geben und Empfangen zuzulassen, der größte Blödsinn und völlig an unserer Krise vorbei. Mir ist ohnehin nicht klar, warum wir zu einer Sexualtherapeutin fahren.

Ich beschließe nach mehreren Sitzungen, dass die fünfte Stunde meine letzte ist und Andreas sich von mir aus gerne weiterhin fachsimpelnd mit ihr austauschen kann. Er sieht sie nicht ganz so drastisch wie ich, aber erkennt auch an, dass uns dies nicht weiterbringt.

Bei alldem fühle ich mich wieder als Versagerin. Im Stillen beneide und bewundere ich Andreas, dass er sich so öffnet, ja er tut wirklich alles – und ich? Was ist mit mir los, was funktioniert in mir nicht mehr?

Es erscheint mir immer wahrscheinlicher, dass meine Nahtoderfahrung nicht nur meinem alten Leben ein Ende setzte, sondern auch das Ende eines Abschnittes werden könnte.

In meiner inneren Not bin ich mir immer mehr mein bestes Barometer. Mit meinem Denken komme ich nur begrenzt weiter, meine Wahrheit spüre ich im Fühlen.

So erfülle ich meine Hausfrauenpflichten, übe mich darin, wieder Freude zu fühlen, vielleicht gelingt es mir an Weihnachten – dem Fest der Liebe.

Meine Vorbereitungen hierfür beginnen wie jedes Jahr in den Herbstferien, dies hat sich gut bewährt.

In den Ferien entscheiden wir, wer was bekommt, von uns, von den Omas und Opas, von den weiteren Verwandten. Hinzu kommen noch die beiden Geburtstage von Jan-Philipp und Antonia im Dezember. Dazu gehören auch Nikolaus und der Adventskalender. Natürlich sind die Kinder mittlerweile schon groß, aber Ritual bleibt Ritual.

Ein aus Sperrholz von mir ausgesägter und bemalter großer Nikolaus schmückt den ganzen Dezember über das Treppenhaus mit seinen in verschiedenen Farben behängten Adventskalender-Paketen. Dies waren in Spitzenzeiten hundertzwanzig zu packende Kleinigkeiten.

In diesem Jahr ist es einfach, es sind nur achtundvierzig Päckchen. Ab dem achtzehnten Lebensjahr setzt sich der Kalender aus Geschirr oder Besteck zusammen, beinhaltet das, was bald für die Studentenwohnung ohnehin benötigt wird. Antonia erhält ein Geschenk, was in vierundzwanzig Teile geteilt werden kann. Die drei Großen bekommen ebenfalls einen Gruß: die beiden Mädchen für jeden Tag Gesichts- oder Körperpflege bestehend aus vielen über das Jahr gesammelten Proben und Jan-Philipp kleine praktische Notwendigkeiten für sein Studentenleben im Süden.

Mir bereitete diese Planung und Umsetzung immer große Freude – dieses Jahr geht mir auch dies sehr schwer und beinahe teilnahmslos von der Hand. Wann immer ich alleine bin, erlaube ich meinen Tränen freien Lauf;

Tränen über all das, was ich verloren habe. Das Neue, meine veränderte Wahrnehmung, rufe ich nur beruflich erfolgreich ab.

Wir bestellen zu Weihnachten erstmals Essen, da mir diese Großeinkäufe für über zehn Personen über mehrere Tage wie ein unüberwindbarer Berg erscheinen.

Alle sind so sehr um mich bemüht und ich bekomme einfach nicht die Kurve.

Bei einem nun schon winterlichen Spaziergang erzählt mir mein Mann, dass er sich in den Tagen zwischen Weihnachten und Silvester mit Sabrina, seiner früheren Freundin in Bremen treffen wird. Er hat von ihren Eltern ihre Adresse erfahren und ist schon sehr gespannt. Durch meinen Denker huschen Gedankenfetzen: Vielleicht ist er mit ihr glücklicher als mit mir – das habe ich mir ja selbst eingebrockt; dann bin ich den Druck los und keine Belastung für alle und vor allem nicht schuld; vielleicht ist diese innere Ausrichtung schon länger da und hat dies hier alles kreiert.

Vor einem Jahr waren wir in Vorfreude auf unsere große Reise, feierten die Einweihung meiner beruflichen Räume und hofften, dass diese große Reise die Phase unserer unerklärlichen Unzufriedenheit beendet. Wir hatten oft geredet, vieles erkannt und einen Schlussstrich gezogen, um einfach neu in Liebe unser Miteinander wieder aufzunehmen.

Unsere Silberhochzeitsreise war äußerlich eine wirklich perfekte Traumreise und auf jedem Foto erkenne ich meine unendliche Ratlosigkeit und Traurigkeit über das verlorene Glück – ich bekam es auch dort im Urlaub nicht zurück und ahnte nicht, dass in mir da schon eine Handbremse ihre Arbeit aufgenommen hatte, die nach meiner Ankunft meiner inneren Qual ein Stoppschild entgegenhielt.

Warum lebe ich, warum behindere ich Andreas? Ich wünsche ihm, dass er glücklich ist, dass er bekommt, was er sich wünscht – ich bin dazu nicht fähig, zu vieles macht mich unzufrieden – ich kann und will diese Schuld in mir nicht ertragen.

Ich bitte – wen auch immer – um ein Zeichen, um ein unmissverständliches Zeichen, damit ich weiß, ob ich gehen muss. Ob ich doch tatsächlich meine Familie verlassen muss. Mit welcher Begründung? Ich habe doch gar keinen Grund.

MUSS, ja muss, weil auch dies ein Wissen aus meiner Nahtoderfahrung ist. Tränenüberströmt hatte ich es Andreas vor fünf Monaten im letzten Sommerurlaub eröffnet. Ich sagte ihm weinend bei einem Glas Wein, den Sommerabend draußen genießend: „Ich weiß, dass unsere Wege so nicht mehr zusammengehen. Wenn wir keine Lösung finden, dann muss ich gehen, sonst werde ich aus dem Leben genommen – ich weiß, dass ich dann sterbe.“ Seine bestürzte Antwort damals ließ mich hinter eine ganz andere Fassade blicken: „Mir wäre lieber du stirbst, als wenn du mich verlässt, damit könnte ich nicht leben.“

Das klingt in meinen Ohren zum ersten Mal wie Besitz. Ist es das? WIR als Besitz? Liebe als Besitz?

Mir fallen Roberts damaligen Erläuterungen ein. Er nennt es die „Ich-brauche-dich-Liebe“, eine Liebe aus Mangel und nicht aus Fülle. Wie zwei Bettler, die sich in die Tasche greifen …

Diese Themen veranlassen mich ein Buch nach dem anderen zu verschlingen. Claudia, eine dreifache Mutter und liebe Freundin, ist mein bester Buchlieferant. Wir sehen uns selten, aber wenn hat sie immer Bücher dabei. Und spontan sagt sie jedes Mal, mir ein Buch überreichend: „Ich habe dabei an dich gedacht, schau einfach mal – es ist bestimmt kein Zufall und ich komme im Moment gar nicht dazu, es zu lesen. Lies du es zuerst.“ Es sind immer Volltreffer – bezüglich Gedanken, die mich zurzeit beschäftigen. So erhalte ich Impulse und Denkanstöße, Bücher sind in dieser Zeit meine inneren Wegweiser und Berater.

Ich lese in jeder freien Minute – Zeit für mich, Fortbildung und Bewältigung zugleich.

Zu dem Zeitpunkt weiß ich noch nicht, dass dies alles auch Grundlage meiner späteren Coachingarbeit sein wird.

Ich kann weder Andreas noch irgendeinem anderen begreiflich machen, was diese wenigen Minuten der Januarnacht in mir und mit mir machten. Ich möchte da rüber reden, aber die schweigenden, zweifelnden Gesichter der Zuhörer bringen auch mich zum Schweigen bezüglich dieser mich in der Zeit so bestimmenden Gedanken. Hin und wieder beschleicht mich sogar die Annahme, dass ich für etwas geistig verwirrt gehalten werde.

Dass das Thema Schuld als geistig seelische Ursache zu der Lungenembolie passt, dass dies allerdings als ein Geschenk betrachtet werden kann, davon bin ich noch nicht überzeugt. Momentan bedroht es einfach nur meine Ehe – mein ganzes bisheriges Leben.

So lasse ich Dinge einfach laufen – soll Andreas doch Sabrina nach Weihnachten besuchen – es ist sicherlich spannend nach über dreißig Jahren, sage ich mir.

Ich weiß, dass er in seinem Leben schon öfter die Möglichkeit und Gelegenheit hatte, sich auf eine andere Frau einzulassen. Warum erzählte er mir auf der Schiffsreise von vier sexuellen Angeboten während unserer Ehe, die er nie angenommen hatte? Wollte er mir wirklich nur mitteilen, wie standhaft er in all den Jahren war, weil er mich so liebt? Das war jedenfalls seine, die ihm bewusste, Absicht dieser Äußerung bezüglich seiner Möglichkeiten bei den Frauen. Ich konterte damals schon gleich mithilfe meiner psychologisch erworbenen Kenntnisse und dem Gesetz von Resonanz, dem wir alle unterliegen, dass es in ihm eine Bereitschaft und einen Wunsch danach gegeben haben muss, sonst wären diese Optionen nicht aufgetaucht.

Wo beginnt das Fremdgehen? Ich ging sogar noch weiter und fragte ihn, warum er es sich dann nicht gegönnt habe. Es muss doch eine Vorgeschichte gegeben haben, man trifft doch nicht einfach mal eben jemanden, mit dem dann sogleich Raum und Möglichkeit passt.

Was von Andreas als Liebesbeweis geäußert wurde, erreichte mich als Verletzung, Kritik. Meine Empfängerohren nahmen eine ganz andere Frequenz wahr, als der Sender beabsichtigte.

Da sind wir nun angekommen. Wir verstehen einander nicht beziehungsweise genau entgegengesetzt. Wir werden im Umgang miteinander unsicher, vorsichtig und verschließen uns zunehmend, beide im Grunde genau das Gegenteil wollend.

Es gibt in unserem WIR keine Stabilität mehr, außer dem Bund der Ehe seit fast achtundzwanzig Jahren. Und?

Ich kreide ihm seinen Wunsch nach einer Frau nicht an, obwohl Andreas stets betont, dass er nur mich möchte und liebe und gar keine andere Frau wolle geschweige denn suche. Aber, und das spüre ich, er will mich nicht so, wie ich bin, wie ich mich nun zeige.

Hinzu kommt, dass ich erlebe, dass es in all meinem inneren Chaos doch Männer gibt, für die ich neuerdings interessant bin. Und dass eine Ehefrau zu Hause kein Hinderungsgrund ist, mich ihre Zuneigung wissen zu lassen.

Darüber aber rede ich nicht. Ich befinde mich in der Opferrolle, mache ihn in allem zum Täter. Ich merke nicht, dass wir von Liebe reden, sie beinahe beschwören, und uns gleichzeitig in den Rollen von Täter und Opfer wahrnehmen – wie auch immer jeder das für sich definiert.

Da, wo Liebe ist, gibt es keine Opfer oder Täter – so weit bin ich zu diesem Zeitpunkt leider noch nicht. Es braucht noch bittere Ereignisse, bis ich wirklich begreife, was sich hier wandelt.

Andreas war mein erster und einziger Mann. Zwar war ich ein Jahr lang mit Bernd aus Frankfurt verlobt, bevor ich Andreas damals in Hamburg kennenlernte, aber diese Verlobung hatte einen rein religiösen Hintergrund.

Sie diente der Sicherstellung bis zu unserer von unseren Eltern geplanten Hochzeit im darauffolgenden Jahr, wenn ich meine Ausbildung beendet hatte. Und … als Pastorentochter schickt es sich nicht, in loser Beziehung zu sein. „Das wirft kein gutes Licht auf deinen Vater, der doch ein in der Öffentlichkeit stehender Mann ist. Ihr seid füreinander bestimmt und dann ist es auch an der Zeit, euch ein Versprechen zu geben“, so die Worte meiner Mutter – und mein Glaube, dass sie recht hatte.

Zu meinem großen Glück lernte ich während meines letzten Ausbildungsjahres Andreas kennen, einen Medizinstudenten, der auf eben dieser orthopädischen Station seine Semesterferien nutzte. Er war mir zugeteilt und es ergaben sich viele interessante Gespräche zwischen uns. Er hatte eine Freundin und ich war verlobt, was uns beide sehr unbefangen miteinander sein ließ.

Seine noch frischen Eindrücke aus Südamerika und meine Berichte aus meinen ersten acht Lebensjahren als Missionarstochter in Kamerun ließen uns eine gemeinsame Brücke betreten. Er erlebte dort vollkommen andere Heilmethoden, die mir nicht fremd waren, denn schließlich bin ich zwischen Medizinmännern und Zauberern in Afrika aufgewachsen – eine wirklich bunte Mischung.

Anderthalb Jahre später gaben wir uns das Jawort, unter meinem Herzen wartete unsere erste Tochter Julia bereits darauf, uns wenige Monate später zu Eltern zu machen.

Während ich nie ein Auge für andere Männer hatte – ich glaube, sie existierten für mich einfach gar nicht, konnte Andreas seinen Marktwert täglich außer Haus testen. Ich wusste um seine uneingeschränkte Liebe zu mir, daran zweifelte ich nie – verschwendete keinen einzigen Gedanken daran, nicht einmal, wenn er mir von Äußerungen anderer Frauen berichtete.

Wie sehr er mich doch liebt. Und ich, ich tadelte mich auch schon in der Vergangenheit oft, dass ich ihn offenbar nicht so sehr lieben kann, wie er mir seine Liebe schenkt und ausdrückt – so dachte ich immer.

Und jetzt, oh nein, ich bin mir nicht einmal mehr darin sicher. Ist es Liebe oder bin ich sein Besitz? Wenn ich doch nie ein Bedürfnis hatte, einen anderen Mann wahrzunehmen, dann ist dies doch wahre Liebe und Zugehörigkeit. Ich liebe ihn bedingungslos, so wie ich eben lieben kann – bis vor Kurzem gab es da nie Zweifel. Jetzt hat auch diese unantastbare Gewissheit einen Riss bekommen. Was bedeutete ihm Sabrina? Oder übertreibe ich schier?

Bloß, weil ich den Boden unter den Füßen verloren habe und dafür habe ich allen Grund, erinnert er sich an Sabrina und erzählt mir von seinen anderweitigen vier Möglichkeiten in der Vergangenheit – was immer das auch Wichtiges oder Unwichtiges war. Ich glaube ihm sogar, dass dies keinerlei Seitensprünge waren – aber immerhin erzählenswert – warum auch immer.

Unsere Beziehung, davon bin ich überzeugt, ist eben so gut, dass alles ausgesprochen werden kann – eigentlich kann ich es doch als Liebesbeweis, als großes Vertrauen aufnehmen. Mein Kopf tut dies auch, mein Herz gehorcht dem Denker jedoch nicht.

Das Weihnachtsfest gestaltet sich gewohnten Erwartungen erfüllend.

Am 23. Dezember trudeln auch die letzten Familienangehörigen ein – es ist Antonias vierzehnter Geburtstag. Sie feiert zwischen Weihnachten und Silvester mit ihren Freunden nach, damit sie sich nicht zwischen der Familie und den anderen Geburtstagsgästen teilen braucht. Am Abend wird der Weihnachtsbaum gemeinsam geschmückt – alles verhält sich wie in all den Jahren. In diesem Jahr sind sogar wieder alle dabei – keines der Kinder befindet sich im Auslandsjahr. Für unser Enkelkind Lisa ist es das erste Weihnachtsfest.

Alles verläuft den Ritualen entsprechend.

Wir betreten gemeinsam die Weihnachtsstube, singen gemeinsam ein Weihnachtslied und befinden uns auch in diesem Jahr lachend als eher unmusikalisch. Die Geschenke werden nacheinander ausgepackt, damit jeder mitbekommt, wer was von wem erhält.

Es wird gelacht, Geschenke werden kommentiert, Verpackungen enträtselt, Listen geführt, von wem was geschenkt wurde, damit die Danksagungen dementsprechend formuliert werden – alles ist wie immer.

Für alle anderen, nicht für mich. Es kommt in mir einfach keine vertraute Stimmung auf, das Gefühl, glücklich zu sein, weil alle anderen glücklich sind. Ich fühle mich unendlich gefangen und hoffe, dass meine Schauspielkunst ausreicht, um dies zu verbergen.

Mein Schwiegervater kommt am ersten Weihnachtstag zu uns, Heiligabend verbrachte er bei Andreas' Schwester, so sieht es die Abmachung vor: jedes Jahr im Wechsel.

Nachdem sich alle Kinder an diesem Abend des 25. Dezembers zurückziehen, ergibt sich zwischen meinem Schwiegervater und Andreas ein üblicher Schlagabtausch von Rechthaberei. Ich bringe meine Gedanken dazu ein, werde aber – wie stets – durch meinen Schwiegervater „abgebügelt". Dabei ist er nicht zimperlich mir zu verdeutlichen, dass es dummes Zeug ist, was ich von mir gebe.

Inzwischen ergreift Andreas in solchen Situationen Partei für mich, bemüht sich zu vermitteln, mich ins Gespräch mit einzubeziehen. Einerseits freut mich dieses Verhalten, andererseits lässt es zunehmend das Messer in meiner Tasche aufgehen.

Ich bin doch nicht so blöd, dass ich Übersetzer und Vermittler benötige.

In der Familie meines Mannes bin ich akzeptiert, aber mehr auch nicht. Als einzige Nichtakademikerin sind meine Gedanken und Worte nicht interessant. Dies zeigt sich darin, dass man meine Aussagen einfach übergeht, als hätte ich nicht gesprochen.

Bei Familientreffen erhalte ich den Part der Verpflegung und Kinderbetreuung, werde höchstens hin und wieder nach Rezepten und Mutteraufgaben gefragt, während sich alle anderen intellektuell über berufliche Karriere und politische Geschehnisse austauschen.

Anerkennung erhielt ich damals von meiner vor bereits vierzehn Jahren verstorbenen Schwiegermutter erstmals nach der Geburt unseres dritten Kindes. Im Grunde teilten wir ähnliche Erfahrungen und diese Tatsache verband uns in den letzten Jahren ihres Lebens sehr – ich denke in dieser schweren Zeit oft an sie. Was sie wohl zu sagen gehabt hätte, uns geraten hätte …

Meine Gedanken sind ganz woanders, als bei diesem gerade stattfindenden Gespräch zwischen Andreas und seinem Vater.

Ich reflektiere das Dominanzgebaren meines Schwiegervaters und Andreas' Geschick, geduldig und ruhig seine Sichtweise als die richtigere an den Mann zu bringen.

Tja, selbst meine nun berufliche Tätigkeit hat mir keine intellektuelle Mitsprache beschert – darüber wird nicht geredet, weil dies keinesfalls in die Schublade passt, in der ich in seiner Familie stecke.

Und so flüstere ich Andreas ins Ohr, dass ich schon nach oben gehe, ich sei hier ja überflüssig. Ich möchte nicht unhöflich sein und die Unterhaltung unterbrechen und gehe stillschweigend in unser Schlafzimmer, um meinem Bedürfnis zu folgen – lieber ein schönes Buch zu lesen, als sich erniedrigen zu lassen.

Ich höre einen Wagen losfahren und wenig später kommt Andreas nach oben ins Schlafzimmer. Auf meine Frage, ob alles zum Schlafen für seinen Vater vorhanden war, antwortet Andreas um Neutralität bemüht: „Mein Vater ist abgereist!"

„Was?", sage ich aufgebracht. „Er hat doch Alkohol getrunken und es ist schon nach Mitternacht." Andreas schweigt und ich spüre, ich weiß, dass ich wieder einmal Verursacher dieser Entwicklung bin: Er fuhr ab, weil er es ungehörig empfand, dass ich ihm am Weihnachtstag nicht eine gute Nacht wünschte – dies sei kein Benehmen und so etwas brauche er sich nicht gefallen lassen!

Auch wenn Andreas mir keinen Vorwurf macht, tut mir dieses Ereignis weh. Er ist sein Vater und mit Mitte achtzig eben so, wie er ist.

Mir ist zum Heulen zumute – ich habe nicht einmal ein Anrecht auf meine Bedürfnisse, sie stören das Familiengefüge.

Meine Verzweiflung wird immer größer und ein gefühlter Gedanke immer vertrauter: Hier ist kein Platz mehr für mich, es sei denn, ich füge mich wieder in das alte Muster ein.

Und da ist wieder der Satz, der so schwer von der Theorie in die Praxis umzusetzen ist: Ich gehe keinen Kompromiss mehr ein, hinter dem ich nicht stehe.

Dieses Gespräch am ersten Weihnachtstag war die letzte Unterhaltung zwischen meinem Schwiegervater und mir.

In den letzten Tagen vor dem Jahreswechsel tauchen in mir viele Begebenheiten und Momente des vergangenen Jahres auf.

Ein so trauriges Jahr – unendlich viele geweinte und ungeweinte Tränen sind die Bilanz, die ich hier ziehe.

Ein Blick in den Spiegel zeigt meine innere Ohn(e)macht deutlich. Ich sehe alt aus, stelle ich ohne Beschönigung fest.

Andreas freut sich auf das Wiedersehen mit Sabrina und berichtet nach seiner Rückkehr positiv berührt, dass er sie wiedererkannt hat. Gut sähe sie aus und irgendwie liebe er sie immer noch. Er liebe – und das im Grunde die ganze Zeit, zwei Frauen. Dies sei ihm heute ganz bewusst geworden. Aber darin sähe er keinerlei Konkurrenz zu mir, mit mir sei es etwas ganz anderes …

Er nimmt mein durch Tränen angefeuchtetes Gesicht in seine Hände, küsst mir zärtlich auf die Stirn mit den Worten: „Gabi, du musst mal in den Spiegel schauen, wie du aussiehst! Erhol dich mal."

In mir findet geradewegs ein Vulkanausbruch statt, im Außen allerdings ist nichts zu hören. Ich finde keine Worte, die mein Gefühl beschreiben. Und wofür auch, was soll ich erklären, rechtfertigen, entschuldigen. Wie soll ich denn bitte aussehen? Sabrina hat ein mittlerweile erwachsenes Kind! Ich habe hier gerade eine Woche mit täglich sieben bis zehn Personen gemanagt mit allem was dazu gehört. Weder die insgesamt fünfundvierzig Monate der Schwangerschaften, noch die Kraftanstrengung, die neben all der Freude an den Kindern erforderlich waren, sind spurlos an mir vorübergegangen.

Und natürlich gelangt jedes Make-up in Verlegenheit bei derartigen salzigen Flüssigkeitsmengen, die täglich gesehen und ungesehen über diese Wangen rinnen. Das macht mich nicht schöner und die Konkurrenz schläft offenbar nicht.

Ich ziehe mich in mein Zimmer zurück – es ist zu meinem Zufluchtsort geworden. Hier kann ich sein – hier kann ich auch mal nur vorgeben zu arbeiten, hier fühle ich mich unbeobachtet, bin nicht ständig für alle präsent und kann meine Gedanken fließen lassen.

Inzwischen haben die Kinder realisiert, dass ich nicht mehr als „Servicekraft Mama“ zur Verfügung stehe, die ausschließlich ihre Bequemlichkeit unterstützt.

Wie eigenartig, dass ich mir als Mutter die Rolle als Frau erst zurückerobern muss. Von klein auf sind die Kinder daran gewöhnt, dass ihr Papa neben den vielen Stunden der Abwesenheit auch viel Zeit ungestört an seinem Schreibtisch arbeiten muss.

Eines Nachmittags führe ich eine Strichliste, wie oft meine Tür für irgendeine Frage geöffnet wird, ohne jeglichen Respekt vor meiner Tätigkeit. Es waren neunundzwanzig Unterbrechungen für lapidare Fragen in einer Stunde.

Meine Veränderung in diesem Jahr hat sich nicht nur im Inneren vollzogen, sie drückt sich auch in ganz praktischen Umstellungen für alle Familienmitglieder aus. Meine Erläuterung und Erklärung wird nicht immer ohne Widerwillen angenommen. So fallen Worte wie: Selbstverwirklichungstrip, Überempfindlichkeit, Mimöschen … und keiner weiß so genau, was ich noch so alles durcheinanderwirbeln werde.

Für mich aber ist dies wie ein Aufwachen und ich erkenne, was ich in die Kinder pflanzte. Sie spiegeln mir durch ihr Verhalten meine innere Haltung mir selbst und meiner Rolle gegenüber wider.

Lukas unterbricht mich in meinen Gedanken, und obwohl ich meine Traurigkeit stets so gut ich kann vor den Kindern verberge, genügt ein Blick von ihm. Liebevoll legt er den Arm um mich und sagt: „Alles okay, Mama?“ Seine Stimme berührt mein Herz so sehr – ich möchte schreien. Warum,

warum bekomme ich das hier alles nicht mehr hin? Was tue ich meinen Kindern an, die nun wirklich nichts für all mein inneres Chaos können. Wie liebevoll sie sind, und wie sehr sie sich immer mehr zurücknehmen, weil sie spüren, wie zart besaitet Andreas und ich inzwischen sind.

Andreas' Geburtstag steht an – wir wollen mit unseren Freunden Violetta und Johannes einen netten Abend verbringen. Ich überlege mir, den Tisch neu und besonders schön zu dekorieren und suche ein entsprechendes Geschäft auf. Dort treffe ich auf eine eher entfernte Freundin, die mich direkt fragt, welche Festivität denn anstünde. Auch fragt sie mich, wie alt Andreas denn sei. Ich messe dem nichts bei, plaudere mit ihr, wie man es so unter Bekannten macht und ahne nicht, dass dieser Geburtstag und diese Begegnung in dem Laden ein fatales Geflecht ergeben, was mich eine wegweisende Lebensentscheidung treffen lässt.

Ich freue mich, dass Violetta und Johannes kommen, überhaupt sind in dieser Zeit Besuche eine willkommene Ablenkung und Bereicherung, Stunden, in denen mal keine Probleme diskutiert und Lösungen händeringend gesucht werden. Inzwischen ist sogar das Schweigen ein belastender Zustand, den keiner von uns ertragen möchte.

Ich weiß genau, dass es so nicht weitergehen kann, mein Druck im Brustkorb nimmt zu, meine Atmung fällt mir schwerer. Es braucht eine Entscheidung oder aber es wird entschieden. Es ist meine Gewissheit, dass ich eine Lernaufgabe habe, die es anzunehmen gilt. Ansonsten verplempere ich meine Zeit auf Erden und es ist nicht das, was ich mir hier zu erfahren vornahm – also kann ich dann auch gehen.

Diese Worte sind einerseits so neue Gedanken und gleichzeitig weiß ich, dass es – für mich – so ist.

Heute möchte ich mir jedoch keine Gedanken machen, es soll ein schöner Tag für Andreas sein.

An diesem Sonntagmorgen frühstücken wir wie immer bei klassischer Musik, gratulieren Andreas und er packt seine Geschenke aus. Die Kids gehen anschließend in ihre Zimmer, Andreas an seinen Schreibtisch und ich räume den Tisch ab und erledige die Hausfrauenarbeit.

Innerlich lehne ich genau dies ab, aber heute habe ich einfach keine Lust meiner Familie vorzuhalten, wie unfair es ist, dass jeder seinen Bedürfnissen nachgeht und nur ich die Dinge zu tun habe, die allen anderen dienen. Schließlich habe ich dies jahrelang kreiert und es dauert wohl seine Zeit, bis ein anderes Bewusstsein eintritt und sich auch im Außen zeigt.

Feiern zu gestalten, ist etwas, was ich liebe. Da kann ich mein Organisationstalent, meine Kochkünste, mein Management – einfach mich – zeigen. Wir feierten viele große Feste – heute freue ich mich auf einen ganz gemütlichen Abend, nach einer großen Runde ist uns beiden nicht.

Nach einem gemeinsamen Essen mit Violetta, Johannes und unseren Kindern, ziehen sich Lukas und Antonia in ihre Zimmer nach oben zurück. Andreas und Johannes wollen nun eine Runde Billard spielen. In unserem großzügigen Wohn-Essbereich ist dieser große Billardtisch nicht nur ein schönes gestalterisches Objekt, sondern ein gelungenes Geschenk an alle Kinder – ein verbindender, kommunikativer Anziehungspunkt.

Violetta und ich gehen in mein Zimmer. Sie wirkt sehr bedrückt. Wir tauschten schon im vergangenen Jahr – wenn auch sehr verhalten – oft unter Tränen aus, was uns innerlich zu schaffen machte. Meist hatte dies mit Unzulänglichkeiten innerhalb unserer Ehen zu tun. Ich glaube, wir teilten uns nur die Spitzen unserer Eisberge mit, wollten unsere Treffen nicht belasten – komisch, dass wir uns noch nie zu zweit verabredeten, denke ich.

Ich höre ihr zu und schaue absichtslos nebenbei auf meinen Computerbildschirm. Ahnungslos nehme ich im Postfach eine E-Mail von Katrin, der Bekannten aus dem Geschäft von gestern, wahr. Mir springt ihr Betreff ins Auge: „Er ist es also doch!"

Ich unterbreche Violetta und sage: „Schau mal, ich habe eine merkwürdige E-Mail erhalten."

Violetta setzt sich neben mich und ich öffne die E-Mail, die mir den Boden unter den Füßen wegreißt. Violetta wird unbeabsichtigt Zeugin eines sehr entscheidenden Augenblicks in meinem Leben. Dieser Augenblick ist gleichzeitig auch ein beinahe wortloses Verschmelzen zweier Frauenherzen, die eine Entdeckung machen. Katrin schreibt:

Liebe Gabi,

vor Jahren, als ich mich von meinem Mann trennte und mich nach einem neuen Partner sehnte, trat ich einer Internet-Partnerbörse bei. Obwohl ich meine Mitgliedschaft damals kündigte und auch keinen Beitrag mehr zahle, erhielt ich zwischen Weihnachten und Neujahr plötzlich sogenannte Profile – von Partnersuchenden mit ähnlichen Interessen wie meinen. Es nervte mich, zumal ich seit gut zwei Jahren kein Interesse daran habe und klickte daher die eintreffenden Profile weg. Dabei ist mir eines aufgefallen: Facharzt in Niedersachsen, 56 Jahre alt, 188 groß.

Als du gestern im Laden warst, fragte ich dich deshalb, wie alt Andreas wird. Als heute dieses Profil schon wieder auftauchte und nun 57 Jahre da stand, habe ich mich wieder eingeloggt – und Gabi, ich denke, es ist für dich wichtig, was ich da entdeckte und füge dir deshalb das Profil im Anhang bei. Ich hoffe, dies ist für dich in Ordnung. Es erinnert mich an meine Situation von vor Jahren, als eine Bekannte mir steckte, dass mein Mann schon seit Langem eine Beziehung mit einer anderen Frau unterhalte und dies vielen bekannt war, nur mir nicht. Wenn du reden möchtest, melde dich gerne.

Lieber Gruß

Katrin

Wie hypnotisiert rufe ich den Anhang auf und lese dort erstmals in meinem Leben, wie sich Menschen darstellend „be-werben".

Es gibt keinen Zweifel, es ist ohne Abweichungen oder Verschleierungen Andreas' kompletter Lebenslauf. Wie es sich anfühlt, zu lesen, dass hier alles (fast) öffentlich aufgelistet ist … unsere fünf Kinder, unser Hund, unser Haus, sein Auto …

Neben diesen Besitzaufzählungen gibt es Punkte, die mir das Herz zu zerreißen drohen, mich paralysieren: Da lese ich, dass Andreas getrennt lebend ist, sein Kinderwunsch offen ist, wie alt er sich seine Partnerin wünscht und was er mit ihr gerne erfahren möchte …

Ich lese zusammen mit Violetta alles durch, nicht ahnend, was ich da offenbart bekomme.

Meine Augen füllen sich mit Tränen – nichts Neues, aber dieses Mal kann ich den Grund nicht definieren, weiß gar nicht, was ich fühle. Ich mache mir nicht einmal Gedanken darüber, dass Violetta gerade Zeugin einer noch geheimen Entscheidung wird. Ich höre mich zu ihr sagen:

„Ich habe mir ein Zeichen erbeten, was ich tun soll, damit ich wieder Lebensfreude erfahre, damit es in meinem Leben weitergeht. Deutlicher geht es wohl nicht – ich werde ausziehen! Morgen geht nicht, aber übermorgen!"

In mir macht sich urplötzlich Nüchternheit breit. Bloß nicht nachdenken jetzt, einfach tun, denke ich. Mir ist bewusst, dass ich keine Kraft mehr für Diskussionen habe, ich brauche jetzt Abstand, ich will meinen Geist zur Ruhe bringen und Klarheit finden, ich will hier raus, es erdrückt mich alles. Bloß nicht durchdrehen jetzt. Die Kinder??? Keine Ahnung, irgendwie wird es weitergehen, ich bekomme hier keine Luft mehr, ich weiß nicht mehr, was Wahrheit ist, was Liebe, was Besitz … STOPP!

Ich verordne mir einen Gedankenstopp, fasse mich und beschließe nach kurzem Austausch mit Violetta, dass ich mein Gesicht etwas aufpoliere und dann gleich nach ihr wieder ins Wohnzimmer gehe – wir tun so, als hätten wir nichts entdeckt.

Unsere Schauspielkunst funktioniert oder aber die beiden Männer sind einfach taktvoll und fragen nicht, warum ich aussehe, wie ich aussehe – ist es doch mittlerweile im engen Familien- und Freundeskreis schon so vertraut, dass ich verweint aussehe.

An diesem Abend fühle ich bei aller Fassungslosigkeit eine mir unbekannte innere Kraft. Ich weiß, dass es jetzt oder nie eine Entscheidung von mir braucht. In mir hat sich ein Hebel umgelegt, nicht fragend oder planend, wie es weitergehen kann, nichts ist gedacht – nur einfach ein Gefühl vorhanden, das mich führt – ohne zu wissen wohin. Nur die Gewissheit, dass es jetzt endlich weitergehen wird, eine Veränderung, wie auch immer diese aussieht.

Während wir an diesem Abend miteinander reden und Geburtstag feiern, treffen sich Violettas und meine Blicke. Wie wohltuend, zu fühlen, dass jemand erahnt, was in mir vorgeht.

Ich schaue Andreas mit anderen Augen an, weiß genau, dass ich mich nicht irre, wenn ich behaupte, dass er mich liebt. Und doch ist da auch eine andere Seite, die mir unklar ist. Aber ich möchte nicht seine innere Haltung klären, dies ist seins. Es geht jetzt um mein Seelenleben, meine Gefühle, darum, mein inneres Chaos zu klären.

Mir fällt eine Begebenheit aus dem Transformationsseminar ein:

Ein Teilnehmer teilt uns mit sehr bedrückter Stimme mit, dass seine Frau ihn kürzlich verlassen habe und erhält die Antwort von Robert Betz: „Herzlichen Glückwunsch!“ Unser Entsetzen greift Robert dann gleich auf und erklärt uns, was er so treffend als den „Arschengel“ bezeichnet.

Wir verändern in unseren Leben meist nur etwas, wenn der Schmerz, das Leiden, uns dazu veranlasst. Es sind also Menschen, „Arschengel“, die uns anschieben. Wenn der Prozess, die Veränderung verstanden ist, dann können wir „Arsch" streichen und übrig bleibt der „Engel".

So gut ich dies auch nachvollziehen kann, im Augenblick nehme ich in mir nur Chaos wahr, allerdings in einer für mich außergewöhnlich ruhigen inneren Haltung.

Beim Verabschieden drückt mich Violetta und flüstert mir ins Ohr: „Viel Kraft, Gabi!" Oh, nein, jetzt bloß nicht weinen, ermahne ich mich und lächele ihr dankend zu.

Neben Andreas im Bett liegend, kommt die zu erwartende Frage: „Was war denn mit euch los? Ihr wart, nachdem ihr aus deinem Zimmer kamt, so in euch gekehrt." „Ach, Frauengefühle, das verstehst du nicht", erkläre ich mich, froh darüber, dass er meine schon wieder laufenden Tränen in der Dunkelheit nicht sieht.

Ich flüchte mich in meinen Erfahrungsraum der Geborgenheit, des Friedens und der Stille, dorthin, wohin ich während der Nahtoderfahrung ausruhen durfte und es jederzeit wieder erleben darf, wenn mir danach ist. Aber ich weiß auch, dass das Leben hier stattfindet und mir Verantwortung abverlangt.

Dieser Zwiespalt löst Gedanken in mir aus, diesem Leben hier bewusst ein Ende zu setzen. Nie hätte ich gedacht, dass mir solches Geistesgut vertraut sein könnte. Wohl wissend, dass auch diese verborgenen Wünsche nach Erfüllung streben, entscheide ich mich wieder einmal bewusst für das Leben.

Ich fühle mich überfordert alles gleichzeitig in mir zu sortieren – es wird sich auf irgendeine Weise alles lösen, hoffe ich. So sehr ich mir dieses Lösen von außen her erhoffe, so weiß es in mir, dass es andersherum funktioniert.

Mir wurde eine Gewissheit offenbart – im Inneren – aus der heraus ich nun das Leben zu begreifen versuche.

An diesem Abend begreife ich, dass ich bisher mein Leben von außen nach innen führte. Alles, was mir geschah, führte zu irgendetwas, lehrte mich und lud mich ein etwas zu verstehen.

Während der Nahtoderfahrung, im Augenblick des Losgelöstseins von dem, was ich Leben nannte, eröffnete sich in mir ein völlig neues Bild vom Leben, von Realität, von Zusammenhängen. Noch überfordert es mich, umso mehr spüre ich eine tiefe Kraft, die mich begleitet, mir Mut macht, die mich vorantreibt. Oft fühle ich die lichtvolle Wesenheit um mich. Mal schiebt sie mich an, mal holt sie mich liebevoll da ab, wo ich ängstlich und unsicher verharre. Es ist Liebe, die mich zieht, das fühle ich, das ist genauso Realität, wie das Verurteiltwerden von Menschen, die mir sehr nahestehen.

Mir graut vor dem Moment, es den Kindern mitzuteilen.

In meinem Institut werde ich seit drei Monaten von Hannah unterstützt, einer Kommilitonin von Lena aus Leipzig. Sie erweitert ihr dreimonatiges Praktikum bei mir um weitere drei Monate und wohnt in dieser Zeit in einem Raum meines Instituts.

Ich nehme am Montag eine Schaumstoff-Klappmatratze mit und eröffne ihr, dass ich Dienstag meine Kleidung mitbringen werde und dort einziehe.

Wir räumen Büromaterial platzsparend um, sodass ein Teil für meine Kleidung frei ist. BHs und Unterwäsche haben Platz zwischen den Ordnern.

Wie skurril – da ziehe ich morgen in mein Institut und schlage mein Nachtlager dann täglich neben meinem Schreibtisch auf, um es am nächsten Morgen schnell zu beseitigen, damit kein Besucher um meine Situation weiß.

Irene, unsere Haushaltshilfe „zu Hause", setze ich in Kenntnis, fülle den Kühlschrank und bitte sie darum, das Mittagessen für Andreas, Lukas und Antonia vorzubereiten.

Am Dienstag erwartet mich die schmerzlichste Aufgabe meines bisherigen Lebens.

Am Vormittag transportiere ich meine Kleidung und die nötigsten persönlichen Utensilien unkompliziert in ein paar Wäschekörben ins Institut. Das Mittagessen läuft wie immer ab, die Kids berichten aus der Schule und Andreas gönnt sich nach dem Essen eine kleine Erholungspause auf der Couch in seinem Arbeitszimmer. Ich wecke ihn um vierzehn Uhr mit einem Kaffee – alles wie immer. Die Kinder ruhen sich in ihren Zimmern aus und gehen ihren Verpflichtungen nach.

Nachdem Andreas am Nachmittag nichts ahnend in die Praxis fährt, drucke ich sein mir zugespieltes „Profil" aus, mache einen Pfeil an „Ehestand: getrennt lebend" und vermerke dort: „Jetzt stimmt's!" Dann lege ich es auf seinen Schreibtisch.

Mir ist übel und ich möchte am liebsten vor mir selbst weglaufen – der Countdown läuft und nur ich weiß, was allen heute widerfährt, die bisher mein Leben ausmachen. Die Worte „Schuld“ und „Notwendigkeit“ wechseln sich in mir ab. Es gibt keinen Zufall und so ist es beinahe unglaublich, wie sein Profil zu mir gelangen konnte. Wenn ich schon um ein Zeichen bat, so ist es an mir, dieses dann auch zu sehen und die Konsequenz daraus zu ziehen. Ich fühle mich wie unter Drogen einerseits und glasklar andererseits.

Ich fahre Antonia am frühen Abend wie immer zum Klavierunterricht. Danach gehe ich in Lukas’ Zimmer und bitte ihn um einen Moment Zeit für mich. Sofort ist ihm intuitiv klar, dass ein Bruch ansteht. Ich teile ihm mit, dass ich heute in meinem Institut schlafen werde. Er beginnt bitterlich zu weinen. Dies ist genau das, was ich am schlechtesten aushalte, weinende Kinderherzen – und das meinetwegen. Er versucht nicht mich zu überreden, fragt nur, warum. „Es gibt einen Auslöser dafür, dass ich das heute tue, aber es ist nicht der Grund. Wenn du es wissen möchtest, dann frage Papa.“ Er hakt nach und lässt nicht locker. Also erzähle ich ihm andeutungsweise, was mich zu diesem Schritt bewegt. Er fragt, wie es weitergehen soll. „Ich werde jeden Nachmittag zu euch kommen und alle Fahrdienste weiterhin übernehmen, das Mittagessen bereitet Irene vor. Ich kaufe auch für euch ein – wir werden sehen. Ich hoffe, dass wir so schneller zu Klarheit finden.“

Wir umarmen uns und spüren beide, dass wir diesen Schmerz nicht unnötig lange gemeinsam ertragen wollen. Er zieht sich in seine Schlafnische zurück.

Ich nutze nun die Zeit, die mir bis zum Abholen bleibt, um den drei außer Haus wohnenden Kindern und meinen Eltern zu schreiben. Auch hier schreibe ich nur, dass es für meinen heutigen Schritt einen Auslöser gibt, den sie sich von Andreas erläutern lassen können, und dass dies nicht der Grund meiner Entscheidung sei.

Dann hole ich Antonia vom Unterricht ab. Sie ist oft sehr schweigsam, doch heute erdrückt mich die Stille im Wagen. Die Fahrt dauert zehn Minuten und ich möchte nach der Ankunft schnell aus dem mich in letzter Zeit so erdrückenden Haus, damit ich nicht mehr mit Andreas zusammentreffe. Antonia weint wortlos und ich erkläre mich ihr schluchzend. Mein Gott, was tue hier gerade!

Sie steigt aus und ich fahre sofort weiter ins Institut, wissend, dass Lukas und Antonia sich durch meine Entscheidung zusammenschweißen werden.

Dort angekommen bin ich nicht mehr ich selbst. Noch nie hörte ich mich so tief schluchzen, eine Gefühlslawine ungeahnten Ausmaßes überkommt mich. Zu meiner Verwunderung spüre ich neben diesem Schmerz und großer Erschöpfung auch einen Impuls der Hoffnung auf Wendung in meinem Leben. So massiv es mich gerade auch übermannt, so schnell ist es ausgestanden.

Ich beschließe mich an den Schreibtisch zu setzen und zu arbeiten. Jedes Anzeigen einer eintreffenden Nachricht in meinem Postfach des Laptops erzeugt Angst in mir.

Die drei ältesten Kinder antworten sehr liebevoll und mitfühlend, ohne Partei zu ergreifen, ohne zu urteilen, einfach betroffen.

Ein langer Brief von Andreas trifft ein.

Er bittet um Entschuldigung, erklärt mir, dass er das so nicht will und wollte, dass es einfach nur Neugierde war – eine Art Marktwert-Testen, dass er mich so sehr liebe und …

Ich glaube ihm, es ist genau so und doch ist es geschehen und wirkt.

Ich bitte um Zeit.

Andreas schreibt an diesem Abend noch eine Rundmail an alle Kinder und nachrichtlich an mich. Er benennt seine Neugierde als Dummheit und Unüberlegtheit und es tue ihm unendlich leid, er wollte und wolle immer nur ein guter und liebevoller Ehemann und Vater sein und er hoffe, dass dies einfach alles nur eine vorübergehende Krise darstelle, aus der wir alle gestärkt hervorgehen werden. Wenn er gewusst hätte, dass seine unüberlegte Aktion ein aktives Profilabgleichen zur Folge haben würde, dann hätte er niemals so viel offen und ehrlich von sich und uns preisgegeben.

Mit gemischten Gefühlen betrete ich am nächsten Nachmittag unser Haus.

Andreas hat in seiner Mittagspause einen großen Blumenstrauß besorgt und die Kinder gebeten, ihn mir zu geben. Sie kommen ins Wohnzimmer herunter, aber unser Miteinander gleicht einer Zwangsmaßnahme. Irgendwie gibt es nichts zu sagen und gleichzeitig so unendlich viel. Zu spüren ist unendliche Traurigkeit und Ratlosigkeit, bei jedem aus seinem eigenen Blickwinkel.

Wir besprechen rein praktische Dinge – Absprachen eben. So fahre ich bald wieder. Antonia geht hoch und drückt mir zum Abschied einen Brief in die Hand.

In meinem neuen Domizil lese ich sehr berührt ihre Zeilen:

Liebe Mama,

ich möchte einfach mal ein bisschen was loswerden.

Also, Du sollst zunächst wissen, dass ich Dich sehr vermisse, aber Dich voll und ganz verstehe!

Ich will nur, dass es Dir gut geht, und wenn es Dir so „besser“ geht bzw. es so für Dich einfacher ist, die Situation auszuhalten, ist das total okay. Für mich ist das alles eigentlich nur schwierig, weil ich Dich, Papa und Lukas so traurig sehe.

Ich bin zurzeit einfach zu durcheinander – ich denke mehr an Sachen wie: Wie wäscht man Wäsche? Wie geht der Geschirrspüler an? Muss ich nun einkaufen fahren? So etwas Schwachsinniges fällt mir nun ein.

Doch ich versuche das Beste draus zu machen, da man eh nichts dran ändern kann. Ich laufe hier nicht mit einer Trauermiene lang, ich unterdrücke auch keine Gefühle, ich versuche einfach stark zu bleiben. Und wenn ich über zu vieles nachdenke oder mir Sorgen mache, dann habe ich vier Geschwister und zwei Eltern, die alle für mich da wären. Ich will, dass Du Dir keine Sorgen um mich machst, ich mache mir eher Sorgen um euch und mich macht es eher fertig, dass es euch schlecht geht.

Wir schaffen das, Mami! Bisher haben wir doch alles geschafft und wenn Dir Abstand hilft, dann ist das gut so! Ich habe mir überlegt, dass ich vielleicht einfach einmal pro Woche zu Dir komme und Dir helfe Sachen abzuheften, Sachen vorzubereiten oder ich arbeite am Newsletter, da haben wir Zeit zusammen und erledigen nebenbei noch viel.

Ich liebe Dich, Mami, fühle Dich von mir umarmt und gib nie auf, falle in kein Loch und bleibe so, wie Du bist!

Das Leben ist wie ein Rodeoritt. Am Anfang ist man glücklich, alles macht einem Spaß. In der Mitte gibt es schon Probleme und man muss kämpfen. Am Ende fällt man runter, die Landung ist hart und verletzend. Nun hat man die Wahl: Lässt man sich genug Zeit und verarbeitet man den Schmerz, kann man es schaffen, aufzustehen oder gibt man auf und bleibt am Boden liegen?

Dies habe ich mal für eine Freundin geschrieben, als es ihr schlecht ging und ich finde, es passt auch zu Deiner Situation und es ist etwas Persönliches von mir und kein Spruch aus dem Internet.

Du schaffst es, aufzustehen, lass Dir nur genug Zeit!

Deine Antonia

Was mein Schritt wirklich bei meinen Kindern auslöst – ich weiß es im Moment nicht und bin mir nicht sicher, ob ich es jemals umfassend erfahre. Tief in mir ist das Wissen oder vielleicht doch nur die Hoffnung, dass dies alles einen Sinn hat, der jedem in unserer Familie dienlich ist. Nur fühlen kann ich dies zu diesem Zeitpunkt nicht.

Nächte alleine zu verbringen war für mich unvorstellbar. Ich hatte noch nie in meinem Leben eine Nacht alleine verbracht. Früher teilte ich mir stets mit meiner Schwester das Zimmer, dann während meiner Ausbildung im

Schwesternwohnheim mit einer Schülerin, um von dort schon bald mit Andreas zusammenzuziehen.

So bin ich froh, dass Hannah hier mitten in der Stadt mit mir diese unerwartete Wohngemeinschaft lebt. Meine Institutsräume waren vor meiner Anmietung stets als private Wohnung genutzt worden, Küche und Bad mit Dusche sind vorhanden – welch eine Fügung.

Die nächsten Tage und Wochen überstehe ich arbeitend, von früh morgens bis spät in die Nacht.

Antonia kommt ab und an spontan in meinem Institut vorbei, wenn sie mit Freundinnen unterwegs ist. Lukas nie. Er fühlt sich von mir so kurz vor seinem Abitur gänzlich im Stich gelassen. Ich bin mir seiner besonderen Situation bewusst und hätte unter anderen Umständen nicht diesen Zeitpunkt gewählt.

Er meidet mich auch bei meinen Besuchen „zu Hause", meine Angebote miteinander zu reden lehnt er mit den Tränen kämpfend ab. Insgesamt ist mein Eindruck, dass mein Auftauchen dort niemandem dienlich ist – so nehme ich langsam Abstand und komme nur, um die Wäsche zu waschen und für Taxidienste.

Julia besucht mich bei jedem ihrer Besuche hier mit Lisa. So besorge ich ein paar Spielsachen, damit Lisa sich wohlfühlt.

Jan-Philipp wirkt tief enttäuscht, verhält sich in seinen E-Mails und seltenen Besuchen aus Österreich warmherzig. Seine Ausstrahlung berührt so sehr mein Herz, dass jedes Vornehmen, meine Situation nicht zu beweinen, fehlschlägt. Er tröstet mich, baut mich auf und spricht mir Mut zu und wiederholt stets, dass keiner von ihnen mir einen Vorwurf macht.

Wie wunderbare Kinder wir doch haben und wie gerne hätte ich ihnen ihre Illusion von einer lebenslangen Lebensgemeinschaft gelassen.

Wie sollen die Kinder auch zu mir wollen, wir haben hier in den Räumen ja noch nicht einmal die Möglichkeit, gemütlich zusammenzusitzen.

Ich beginne nach einer privaten Wohnung Ausschau zu halten, informiere Bekannte über meine Absicht und studiere die Kleinanzeigen. Wie ich dies finanzieren soll, weiß ich nicht.

Ich richte mir ein eigenes Konto bei einer anderen Bank ein, ein deutlich sichtbarer Schritt für mich vom WIR zum ICH. Noch habe ich die Kreditkarte, was mir ein wenig Sicherheit gibt. Somit kann ich die Familieneinkäufe und Belange der Kinder regeln. Wenn sie Geld brauchen sowie in allen alltäglichen Angelegenheiten, bin ich weiterhin die Anlaufstelle.

Erst jetzt erspüre ich den Umfang der vielen Selbstverständlichkeiten, die so wunderbar eingespielt sind. Mir wird bewusst, wie sehr ich Dreh- und Angelpunkt für unser Unternehmen Kleinfamilie bin und war.

In unserem kleinen Ort macht mein Auszug die Runde, doch glaubt dies kaum einer und so kursiert mein Auszug als ein „besonders übles Gerücht". Wer direkt fragt, ist über die Bestätigung irritiert bis entsetzt: „Von euch hätte ich das ja nie vermutet …"

Andreas ist bodenlos bestürzt und die Verzweiflung durchzieht jede Zeile und jeden Satz unseres Austausches.

Mein Auszug sei ein Stigma für ihn, aber egal, er liebe mich und wünsche sich nichts sehnlicher als mein Zurückkommen. Ich kann dies alles fühlen, aber ich finde nicht die Lösung für sein Problem, sondern fühle mich als der Verursacher allen Leids aller Beteiligten.

Wir bemühen uns um Gespräche. Es will nicht gelingen, wir scheinen unsere Wunden eher zu vertiefen.

Ich ertrage seine Vorwürfe, was ich den Kindern und ihm antun würde, nicht. Ich hätte ihm versprochen, dass ich ihn nie verlasse, schon gar nicht ohne Vorwarnung. Er könne es nicht aushalten, dass er den leeren Kleiderschrank vor Augen habe …

Es stimmt, es traf ihn völlig unvorbereitet – das tut mir auch aufrichtig leid, für Diskussionen hatte ich keine Kraft oder keinen Willen mehr. Im Übrigen ist er es doch, der Ausschau nach einer neuen Frau hält, rebelliert es verteidigend in mir. Dies aber weist er verärgert als Bagatelle ab, ich wisse doch genau, dass dies nicht ernst gemeint war. Irgendwie weiß ich es und weiß es gleichzeitig doch nicht oder will es nicht wissen. So vergehen einige Wochen voller Wechselbäder von Vorwürfen und Schlichtungs- beziehungsweise Annäherungsversuchen. Wochen, in denen nicht nur ich emotional zu überleben versuche, sondern unsere gesamte siebenköpfige Familie.

Erstmals in meinem Leben kümmere ich mich nur um mich, zu mehr bin ich nicht in der Lage, so sehr ich mich bemühe. Meinen Mutterpflichten komme ich in organisatorischen Belangen einigermaßen nach, als Seelenbegleiter bin ich für alle emotionalen Beziehungen momentan nicht geeignet.

Meine Energie beanspruche ich für meine Neuorientierung und Existenzsicherung, da ist zu viel Unklarheit in mir, als dass ich hilfreich für diejenigen sein kann, die allesamt durch meinen Umbruch betroffen sind.

Auch im Außen erfahre ich unerwartetes Verhalten.

So berührt mich belastend die Aussage meines Schwiegervaters, dass ich nun aus seiner Familie ausgestoßen bin, dass Julia Konzertkarten von Keith Jarrett besorgt, für Andreas begleitet von Sabrina, etwas, was ich Andreas immer schenken wollte und auf eine Tournee in Deutschland wartete. Dass sich bis auf Jens und Monika – Antonias Patentante und Nachbarn – alle Freunde und Bekannte von mir abwenden, obwohl ich stets der Motor und die Korrespondentin für jegliche Treffen war. Ein Brief von meinem Schwager Jürgen erfreut mich, auf meine Antwort erhalte ich jedoch keine Reaktion.

Zu weiteren sonderbaren Erfahrungen zählt, dass mich ein Bekannter darauf hinweist, wer die „Hengste“ in Rotenburg sind und ich mich nicht wundern bräuchte, wenn mir bekannte Männer oder Freunde ausweichen und auf keinen Fall mit mir im Gespräch auf der Straße gesehen werden wollen. Er sollte recht behalten.

Alles ist so neu für mich – das nächtliche Alleinsein neben dem Schreibtisch, das Spazieren durch die Fußgängerzone, die Reaktionen anderer auf das Geschehene, mein unsortiertes Innenleben … Und trotzdem verspüre ich nicht den Wunsch zurück.

Obwohl mich dies verwirrt bis erschüttert, so ist auch viel Hoffnung in mir und die Aussicht auf Leichtigkeit – irgendwann.

Lena hat ihr Studium fast beendet und plant ihre Masterarbeit in Kommunikationswissenschaft bei fem zu schreiben. Meine Kontakte zu einer Privatschule bieten sich hierfür gut an. Außerdem kann sie sich vorstellen, mit mir zusammenzuarbeiten. Ich hatte dies einmal vor einem Jahr ausgesprochen, doch damals hatte sie andere Vorstellungen.

Ich freue mich auf Unterstützung, auch wenn nun die Trennungssituation für unser Miteinander erschwerend ist. So vereinbaren wir, dies möglichst klar zu unterscheiden. Lena wohnt eine halbe Stunde vom Institut entfernt, was einen gewissen Abstand sichert und sie ist in ihren Abmachungen beständig und fordert auch die Einhaltung meinerseits.

Die Räumlichkeiten lassen es zu, dass wir sogar eine Weile zu dritt dort arbeiten können – Hannahs Planungen ziehen sie in naher Zukunft für ein Jahr ins Ausland.

Die Schule unterstützt Lenas Vorhaben, die Effektivität eines Rhetoriktrainings zu überprüfen und stimmt zu, ihre Masterarbeit dort durchzuführen und so stelle ich sie in meinem Unternehmen an. Dies besprachen Andreas und ich schon vor Weihnachten auch mit unserem gemeinsamen Steuerberater. Er befürwortete diese Einstellung – Investition in die eigenen Kinder und für unser gemeinsames Finanzkonzept befanden wir alle als geschickt.

So beschäftige ich neben Julia in der Redaktion und Pressearbeit, Bürokraft und Reinigungshilfe auch Lena.

Im Zuge meiner nun gänzlich anderen Selbstständigkeit als die von Andreas suche ich mir einen eigenen Steuerberater, der mir nach Einsicht in meine Unterlagen taktvoll zu erklären versucht, dass ich mich in einer äußerst schwierigen Situation befinde und er nicht abzusehen vermag, ob mein Unternehmen dies schafft. Es sei sehr außergewöhnlich, sich bei einem Unternehmensstart so sehr mit Personalkosten zu belasten. Für eine gemeinsame Veranlagung ist dies eine gangbare Lösung, aber in meiner Lage denkbar ungünstig.

Seine Bedenken erreichen mich nicht, ich verstehe nichts von wirtschaftlichen Dingen. Dafür bezahle ich ihn schließlich, und es sind meine Kinder, für die ich alles tue. Sie sollen keine Nachteile durch meine Entscheidung haben.

In meinem Leben machte ich bisher die Erfahrung, dass ich Ziele erreiche, wenn ich sie mir vornehme; ich muss allerdings zugeben, dass sich dies nun vollkommen anders anfühlte als mit der Rückendeckung von Andreas.

Ich möchte in aller Konsequenz die Verantwortung für mein Tun übernehmen und strebe Unabhängigkeit an. Andreas empfindet mein Handeln als persönliche Erniedrigung: „Du hast doch immer alles gehabt, nie habe ich dich eingeschränkt oder kontrolliert. Du hast sogar die Kreditkarten von der Praxis und ich habe nun keinen Zugang zu deinen Konten."

Das stimmt, denn ich gab Lena die Vollmacht für meine Konten, damit sie vor allem in fem-Abwicklungen agieren kann, falls mir etwas zustößt.

Ich gab Andreas die Praxiskreditkarten zurück, denn sie dienten einfach nur der praktischen Handhabung, da er nie zu Dienstzeiten der Banken zugegen war, um Bankangelegenheiten zu erledigen.

Die wirtschaftliche Trennung hat zur Folge, dass neben der Miete die Abbuchung der Gehälter nun über mein Konto läuft, was der größte Posten ist – ich möchte es so. Nur übersehe ich nicht die brisante Situation, wenn Außenstände entstehen. Das Leben lehrte mich später, was Druck bedeutet.

Es ist April 2009, Antonia überrascht uns mit einer unerwarteten Idee. Sie hat gelesen, dass sie bereits mit vierzehn Jahren ein Austauschjahr machen kann und hat sich überlegt noch im Sommer für ein Jahr nach Australien zu gehen. Sie war schon immer schwer umzustimmen, wenn sie ein Ziel vor Augen hat.

Die Anfragen bei verschiedenen Agenturen ergeben, dass sie sich mit vierzehn Jahren bewerben kann, es danach etwa ein Jahr Vorlauf braucht und sie dann bei der Einreise also fünfzehn Jahre alt wäre. Das Thema kennen wir bei Antonia bereits – sie ist stets zu jung für nach Norm eingeteilte Optionen!

Andreas verhält sich hinnehmend, während in mir mein Muttertrieb aktiv nach einer Lösung für die Befriedigung des Herzenswunsches sucht. Dies ist keine Handlung aus Schuldgefühlen heraus. Schon immer schöpften wir als Eltern alle Möglichkeiten für die Wünsche unserer Kinder aus.

So telefoniere ich mit einem übergeordneten Verband aller Auslandsorganisationen Deutschlands. Ich erkläre ihnen, dass Antonia ein Schuljahr übersprungen hat, daher vierzehn Jahre alt ist und sie im Zuge der G8 Regelung in Niedersachsen nur in diesem Jahr ein Auslandsjahr wählen kann. In solchen Angelegenheiten fehlt es mir nicht an Argumenten für meine Kinder. Es muss eine Möglichkeit geben. Mit Engelszungen unterbreite ich ihnen ihren eigenen Widerspruch in ihrer Begründung. Einerseits sprechen sie von notwendiger Reife, die für ein Auslandsjahr erforderlich ist und andererseits verwehren sie durch solche Vorgaben wie einem Mindestalter reiferen Kindern den Zugang aufgrund ihres Alters. Daraufhin besinnt sich die Stimme am anderen Ende der Telefonleitung und erinnert sich an einen Fall von vor einigen Jahren, bei dem ein hochbegabter Schüler mit knapp dreizehn Jahren die Einreise nach Australien bewilligt bekam.

Der glückliche „Zufall“ will es, dass diese Organisation für uns leicht zu erreichen ist, sie hat ihren Sitz in Hamburg. Vier Tage später bin ich also mit Antonia dort und schaue ihr zu, wie sie sich präsentiert und nach welchen Kriterien sie eine Schule auswählt.

Da die Ausreise bereits im Juni stattfindet, haben Andreas und ich alle Hände voll zu tun mit der Umsetzung aller Notwendigkeiten.

Dies entspricht einem typischen Verlauf in Antonias Biografie.

So sehr ich mich für Antonia freue, so schwer belastet fühle ich mich gleichzeitig auch. Alle um uns herum reagieren mit Entsetzen: Sie ist doch noch viel zu jung, damit verkürzt sich ihre Kindheit, so weit weg, das ist doch bloß eine Flucht aus dieser Situation …

Es kommt noch erdrückender, als Andreas mir wiederholt vorwirft, dass ich diese Entscheidung auf dem Gewissen habe. Er habe die Trennung schließlich nicht gewollt und könne mich nicht verstehen.

In mir liefern sich innere Stimmen Duelle.

Ein Teil in mir weiß genau, dass es Antonias Weg ist, dass sie hier unterfordert ist, wenngleich oder vielleicht gerade deshalb ihre Noten nicht das widerspiegeln, was sie zu leisten imstande ist. Wir ließen ihre Fähigkeiten damals auf Wunsch der Grundschule austesten, als sie nach nur fünf Monaten Schulzeit beschloss einfach in die zweite Klasse zu wechseln, wo all ihre Freundinnen waren oder sie sonst eben gar nicht mehr in die Schule gehen wolle. Sie ist nun einmal anders. Auf Erfahrungen durch ihre vier großen Geschwister können wir bei Antonia nur selten zurückgreifen. Sie fragte mich schon mit knapp sechs Jahren traurig: „Warum bin ich anders als die anderen Kinder?“ Schon immer genoss sie es, in Gesellschaft Erwachsener zu sein, was nicht auf ihren Geschwisterstand zurückzuführen ist. Ich erinnere, dass ich schon zu dieser Zeit auf Widerstand stieß, als ich für eine vorzeitige Einschulung plädierte. Der Kindergarten belehrte mich vorwurfsvoll, dass es wichtig sei, dass sie sich auch einmal als die Große erfahre und ich solle ihr nicht die Kindheit rauben. Also nahmen wir die Herausforderung an, Antonia über den Kindergarten hinaus zu fördern. Dies betraf in der praktischen Umsetzung mehr mich und ich war froh, dass die Geschwister sechs bis vierzehn Jahre älter waren. Sie lernte schon vor ihrer Einschulung Klavier spielen und hatte ihren Freischwimmer erworben. Ihr Interesse am Lesen umschiffte ich mit aller Anstrengung, damit sie sich im ersten Schuljahr bloß nicht langweilte. Sie übersprang innerhalb des ersten Schuljahres problemlos eine Klasse und überraschte uns, wie schnell sie von nicht einmal über zehn Rechnen können zum Einmaleins wechselte und Diktate schrieb ohne zuvor alle Buchstaben zu kennen. Sie war glücklich und ausgeglichen und alle Anfeindungen neidischer Eltern interessierten uns nicht. Sie hatten keine Ahnung, was dies wirklich bedeutete. Unser Bestreben war es, ihr in ihrem Heranwachsen immer das Gefühl zu vermitteln, dass sie so wie sie ist ganz normal ist. Unter den Geschwistern war dies nicht immer leicht, wenn man beispielsweise um die Versetzung kämpft, während die Schwester einfach mal so eben überspringt.

Dies spielte sich schnell ein. Wir redeten alle viel und offen miteinander, wir waren immer alle ein Team und nach außen stets im Sinne eines jeden Einzelnen von uns ge- und beschützt. Keiner von uns machte eine Bemerkung, wenn Antonia mit sechs Jahren im Lexikon unter „Moldau“ alles interessiert las und um Bestätigung fragend meinte: „Mama, hier steht literarische Moldau – das hat doch was mit lesen zu tun, oder?“

Ja, das ist Antonia und ja, sie ist erst vierzehn Jahre alt und ja, mein Auszug könnte ihre Entscheidung maßgeblich beeinflusst haben – auch wenn sie dies leugnet.

Und da regt sich die andere Stimme in mir, die im Stillen betet, dass meine kleine Große beschützt ist und heil zurückkehrt, dass ich bitte nicht auch noch an einem Unglück oder Unglücklichsein schuldig werde.

Lukas macht sein Abitur und kurze Zeit später bringen wir Antonia zum Flughafen, wo wir von ihr und ihrer Kindheit Abschied nehmen. Einige Wochen später zieht Lukas nach Bonn, um dort sein Studium zu beginnen.

Das einst so voller Leben gefüllte Haus ist innerhalb von sechs Monaten leer. Ich möchte mich gar nicht in Andreas hineinversetzen – wie unerträglich es sich für ihn anfühlen muss.

In den letzten Wochen widmeten wir uns beinahe ausschließlich der Für-Sorge und Planung der neuen Lebenswege unserer beiden jüngsten Kinder.

Immer wieder stellt sich uns die Frage: Wie soll es weitergehen?

Diese Frage betrifft in erster Linie mich und ich will sie nicht beantworten. Gefragte und ungefragte Ratschläge erreichen mich, die mich allesamt mehr verwirren, als dass sie mir eine gangbare Perspektive aufzeigen.

Alleinlebende fühlen sich geradezu zur Aufklärung animiert und meinen zu wissen, wie sich Andreas nun verhalten werde und wie ich mich schützen müsse – die reinsten Schauergeschichten und angeblich benötigte ich unbedingt einen Anwalt. Ich wehre mich in der festen Überzeugung und in dem Wissen, dass er sich niemals so schofelig mir gegenüber verhalten werde. Das spiegele nicht unsere gegenseitige Wertschätzung wider, unser Miteinander der nunmehr dreißig Jahre, die wir uns kennen. Und doch ist da in mir nicht wirklich die Gewissheit, die ich sonst immer hatte.

Vieles, was in den letzten beiden Jahren sichtbar und hörbar zwischen meinem Mann und mir wurde, existierte nicht einmal in meiner Vorstellungskraft und ich bin sicher, dass es Andreas genauso geht. Oder kann es sein, dass ich mich irre?

„Was willst du?“, fragt mich Andreas mal liebevoll, mal verzweifelt, mal eindringlich barsch. „Wie soll es weitergehen? So können wir nicht weitermachen, das macht uns alle fertig. Ist es das, was du willst? Siehst du nicht, dass du alles zerstörst, alles, wofür wir lebten? Ich habe dies hier doch alles nur für dich und unsere Kinder geschaffen. Ich weiß, dass ich Fehler gemacht habe, es tut mir so leid – was möchtest du, damit wir wieder zueinanderfinden? Es kann doch nicht alles schlecht gewesen sein. Mein Bestreben ist, immer gut für euch zu sorgen, damit es dir und den Kindern gut geht. Offenbar habe ich gänzlich versagt."

Ich antworte, was ich so oft an solcher Stelle verteidigend antworte: „Natürlich nicht. Ich sehe, dass wir beide stets das Beste gaben und geben. Es war alles immer so okay, ich sehe all das, was du für mich und für unsere Kinder getan hast und tust und bin dir auch dankbar."

„Und warum gehst du dann – das kann ja nicht stimmen, was du hier sagst. Das ist nicht logisch. Hast du dir mal überlegt, was du unseren Kindern antust, in ihren Herzen zerstörst? Ich sitze hier und sehe sie. Ich habe sie hier aufgefangen, als du einfach gegangen bist, einfach den Wagen mitgenommen hast."

Ich gerate außer Kontrolle, es ist der Knopf gedrückt, der mich zum Ersticken bringt, mich so ohnmächtig macht, der Knopf „Kinderseelen". Ich beginne zu schluchzen, mich zu verteidigen, mich zu erklären, weise auf seinen Anteil hin – zur Trennung gehören zwei. Er nimmt mich in den Arm, was ich mehr widerwillig und doch so vertraut annehme. Woher soll ich bloß die Kraft nehmen, die ich brauche? Wir entziehen sie uns beide.

Mir fällt ein Satz ein, der mich in der Vergangenheit nachdenklich stimmte, mich völlig irritierte. Ein Satz, nur ein einziger Satz von ihm, unüberlegt und im Einschlafen begriffen ausgesprochen: „Wenn die Kinder und ich nicht dein Bedürfnis sind, dann kannst du gehen!" Dies war seine unbedachte Reaktion auf meine Entdeckung, dass ich meine Bedürfnisse gar nicht kenne – in all den Jahren habe ich nur dafür gesorgt, dass der Kühlschrank gefüllt ist, die Kinder versorgt sind und alle ihre Zukunft gestalten können. Ich habe eben einfach immer alles erledigt, was anfiel.

Ich saß damals sofort senkrecht im Bett und erwiderte: „Hast du gerade gehört, was du gesagt hast?“, fragte ich fassungslos. „Mein Gott, Gabi! Du weißt ganz genau, dass ich dich über alles liebe. Nie könnte ich ohne dich leben. Wenn du gehst, dann bringe ich mich um. Mach doch jetzt nicht so ein Drama daraus. Bloß, weil du dich neuerdings mit Kommunikation beschäftigst, musst du doch nicht alles analysieren.“

Wahrscheinlich hat Andreas recht, ich bin da auf einem Unruhe stiftenden Trip, so ermahnte ich mich damals immer wieder. Doch beobachtete ich auch und begriff, dass nichts zufällig aus uns heraussprudelt und Gedanken große Kraft besitzen. Während ich Zusammenhänge erfühle, fordert Andreas intellektuelle Nachweise. Darin unterliege ich ihm stets und gebe auf. Innerlich aber geht meine Suche weiter – ja, wonach eigentlich? Ein Fenster ist aufgegangen, etwas sichtbar, besser fühlbar geworden, was alles Bisherige für mich auf den Kopf stellt.

Ich weiß, dass Andreas recht hat, wenn er äußert, dass wir unsere Situation klären müssen.

Und wieder regt sich mein innerer Schrei nach Ruhe – einfach nur mal Ruhe. Eine Pause, ein Wunsch, dass einfach nur alles irgendwie vorbei ist, das innere und äußere Chaos beendet ist.

Ich bewundere Andreas, wie klar er alles ausspricht, wie er seine Gefühle zeigt, die Konfrontation mit mir hinnimmt, um mir nahe zu sein und nicht aufgibt um mich zu werben.

Ich fühle mich schuldig und wehrlos, wie ein gejagtes Tier, das den goldenen Käfig verlassen hat und nun erschöpft und orientierungslos in Freiheit irrt. Es weiß nicht, wie dieses Leben außerhalb des ihm Vertrauten wirklich zu bewältigen ist.

Meine Abhängigkeit wird mir immer bewusster. Es gelingt mir nur sehr eingeschränkt, Andreas zu vermitteln, was ich wie und warum fühle: dass seine Großzügigkeit auch Macht ist, sein finanzieller Status ein ständiges Ungleichgewicht darstellt, wenngleich es für uns insgesamt so stets das Beste war und von mir mitgetragen wurde. Dass ich mich so sehr über mein neues Tätigkeitsfeld freue, weil ich auch etwas verdienen kann, ich Wertschätzung im Außen erfahre und es sich gut anfühlt, sich im Arbeitsmarkt auszuprobieren.

Seine Liebe zur Familie, so betont er, lässt ihn jede erübrigte freie Minute für sie widmen. Nur lässt er bei dieser Betrachtungsweise außer Acht, dass er sich die meiste Zeit für beruflichen Erfolg und Anerkennung außer Haus bewegt, er sich während seiner Klinikzeit viel Zeit für Forschungsinteressen nahm … Und jetzt, jetzt möchte ich die gleichen Rechte haben – auf eben meinem Interessengebiet. Ich kann nicht verstehen, dass dieses Bestreben von ihm vorwurfsvoll mit „Ich genüge dir wohl nicht“ quittiert wird. Wieso gelten für uns nicht die gleichen Maßstäbe?

Immer und immer wieder geraten wir in einen Schlagabtausch und immer und immer wieder höre ich mich die Gedanken und Geschichten wiederholen. Statt Klärung, die Andreas möchte und auch ich, manövrieren wir uns in Verzweiflung. Ich ertrage sein Leiden nicht und statt Mitgefühl macht sich Wut in mir breit, die sich in mich hineinbohrt.

Anlässlich eines besonderen Geschenks fahre ich in ein wunderschönes spirituelles Geschäft. Die zarte Verkäuferin mit den besonderen leuchtenden Augen begrüßt mich mit ihrem niederländischen Akzent. Hier ist Zeit und Raum für Gespräch – hier kennt mich keiner. Ihren sehenden Augen bleibt nicht verborgen, dass ich unter enormer Anspannung bin. So fragt sie mich, wie es mir ginge.

Als habe sie einen Schalter in mir umgelegt, höre ich mich einen Wust von Dingen sagen, die mich als Opfer darstellen. Auch wenn ich mildernd einräume, dass dies nur meine Sichtweise sei, so glich mein Redefluss einer Überflutung.

Mit ruhiger klarer Stimme sagt die zierliche Person mich geradewegs anschauend: „Halten Sie doch einfach mal den Mund!“

Wie bitte? Was fällt der denn ein? – durchblitzt es mich. Ein sprachliches Problem, lautet meine spontane Analyse.

Sie bietet mir einen Tee an und besänftigt mich. Ich fühle mich sehr unwohl. Ich möchte ihr nicht recht geben, möchte verstanden werden – als Opfer.

Es soll noch eine Weile dauern, bis ich begreife, dass meine Gedanken erschaffen, was mir geschieht. Dass ich verantwortlich bin für meine Realität, dass mich niemand verletzt, sondern ich dies einfordere, damit ich alte Muster in mir aufspüre und heile.

Hier aber fühle ich mich erneut gemaßregelt – das kenne ich gut. Es klingt vielleicht alles ganz schön, „die Erschaffung der eigenen Realität“, ist jedoch ein bisschen weltfremd – meine Realität sieht ganz anders aus.

Eine sehr liebevolle Anziehungskraft gegenüber dieser Verkäuferin bleibt und intuitiv ist mir bewusst, dass sie weiß, wovon sie spricht.

Diese Erfahrung möchte ich nicht missen, verstehe ich doch später diese Lektion, meinen Geist zu beobachten und zu steuern.

VERSTÄNDNIS

Es ist mir nicht geschehen – ich habe es kreiert

Inzwischen wohne ich in einer schönen Wohnung.

Meine Suche danach im Frühjahr unternahm ich mit sehr schlechtem Gewissen. Wieder bin ich die, die den Weg des Entfernens wählt, ein Zeichen setzt, dass so schnell keine Rückkehr ansteht – die Schuldige.

Zunächst war keine passende Wohnung zu finden und das Einzige, was infrage kam, wurde zu meiner großen Enttäuschung einem Mitbewerber zugesprochen.

Eines Tages fragte mich der Leiter der Schule, an der ich Seminare gebe, beiläufig, ob ich jemanden wüsste, der kurzfristig eine Wohnung suche. Er habe ein tolles Angebot und möchte möglichst unkompliziert und schnell einen Nachmieter vor Ablauf seiner Kündigungsfrist finden.

Ich kenne seine Wohnung aus einer anderen Perspektive – oder vielleicht doch Realität?

Es ist die Wohnung, die ich während der Nahtoderfahrung von ihm bewohnt wahrnahm und gleichzeitig bereits meine Zukunft darin sah.

Mein Verstand begreift nicht, was hier wie funktioniert, mein Herz spürt eine Wahrheit – was ich nicht in Worten auszudrücken weiß.

Mein Umfeld offenbart mir die mir vertraute Realität, wenn ich sie auch zu hinterfragen beginne: Warum geschieht alles so, wie es gerade geschieht – warum mache ich diese verwirrenden Erfahrungen? Warum begegne ich

Menschen und Büchern, die mir ganz neue Impulse zur neuen Betrachtung meiner Realität liefern – was ist überhaupt noch wahr?

Seit meiner Nahtoderfahrung erlebe ich Momente, in denen mir unsere Existenz wie Figuren in einer Spielszene erscheinen. Es fühlt sich entspannend an, frei und leicht, aus dieser Perspektive auf dieses Spiel zu schauen. Nur … meine Realität, die mich so viel Schwere fühlen lässt, ist dieses Spiel.

Ich teile dem Schulleiter mein Interesse an der Wohnung mit und nehme sofort mit der Wohnungsbaugesellschaft Kontakt auf. Die zuständige Ansprechpartnerin und ich sind uns gleich sympathisch und einig – es gibt nur ein Problem: Ich bin nun selbstständig und kann als Neugründerin keine Bilanz von fünf Jahren aufweisen. Es gibt also keinen Verdienstnachweis, der meine Miete sicherstellt.

So beanspruche ich, was ich aufzulösen versuche, und erbitte mir von Andreas eine schriftliche Bestätigung einer regelmäßigen Unterhaltszahlung.

Er unterstützt mich, nicht ohne Feststellung, dass ich den nächsten Speer auf ihn und unsere gemeinsame Zeit werfe. Aber er liebe mich und unterstütze mich in meinem für alle Familienmitglieder so schmerzhaften Prozess. Wenn ich meine, dass ich diese weitere Entfremdung brauche …

Ich bin in eine gefühlt neue Welt eingetreten und befinde mich dabei finanziell in einer hundertprozentigen Abhängigkeit.

So erbitte ich damals kurz entschlossen bei meiner Bank ein Gespräch zwecks Einräumung eines Dispositionskredites.

Welch ein Bild muss ich da abgegeben haben! – Egal!

Es ist mein Bestreben, auf eigenen Beinen zu stehen, eine Augenhöhe mit Andreas zu erlangen. Eine (Ent)Scheidung ist für mich noch nicht aktuell. Ich benötige Stabilität und unser Finanzkonzept und die damit verbundene wirtschaftliche Verstrickung macht mich absolut abhängig.

Die Idee meines Unternehmens wurde in dieser Form erst vor zwei Jahren geboren und es gibt noch Wochen ohne Aufträge. Werbung bedeutet finanziell in Vorleistung zu gehen. Hinzu kommt erschwerend, dass die Zahlungsmoral einiger Firmen lautet: Vor der dritten Mahnung zahlen wir generell nicht. Als kleines Unternehmen kann ich diese Außenstände nicht auffangen und die Gehälter – wenn auch an unsere eigenen Kinder – müssen pünktlich gezahlt werden, wenn ich nicht in der Schufa landen will.

In Andreas habe ich einen Menschen, der meine Situation (er)kennt und mir gerne Starthilfe leistet. Nur müsse mein Hobby dann auch mal schwarze Zahlen schreiben. Er sei nicht bereit unbegrenzt hineinzubuttern. Ich hätte schon genug zerstört, wir müssten aufpassen, dass nicht alles den Bach herunterginge. Schließlich hätten wir noch drei Kinder im Studium und in der Schule. Bei aller Liebe, es müsse überschaubar bleiben.

Das tut weh und bedient genau das altbewährte Muster: er gebend, ich nehmend. Seine Tätigkeit anerkannt, meine als ein Hobby deklariert.

Immerhin erkenne ich bereits, was mich von innen her in Aufruhr bringt und warum.

Ich bin Andreas dankbar für seine Unterstützung, wenngleich die Situation, in der ich mich befinde, unbefriedigend, kräftezehrend und erniedrigend ist.

Ich möchte ihm nicht auf der Tasche liegen, jedoch bin ich zu der Überzeugung gelangt, dass ich nach über fünfundzwanzig Jahren Verzicht auf meine berufliche Entwicklung zugunsten aller anderen Familienmitglieder auch das Recht auf Unterstützung habe.

Die „Finanzsprache" ist mir vollkommen fremd sowie die gesamte Denkstruktur.

Ich werde in meiner Bank offen und neugierig empfangen und erläutere meine Notwendigkeit eines Dispositionskredites. „Gut wäre ein Puffer von zwanzigtausend Euro, um Engpässe durch Krankheit oder Außenstände aufzufangen", runde ich meine Bitte ab.

Der Bankangestellte hört mir höflich zu und stellt Fragen zu meiner privaten Situation – selbstverständlich, wir sind schließlich ein überschaubares Städtchen – um mir dann bald sein Resümee zu unterbreiten.

Als ich seine Frage nach den zu erwartenden Bilanzen mit „Weiß ich nicht" beantworte, ihm erkläre, dass ich mich bisher ausschließlich auf das konzentrierte, was die inhaltliche Substanz meines Unternehmens ausmacht, ich nicht alles auf einmal schaffe, zumal meine private Belastung nicht eingeplant sei und so weiter, da gelangt auch er an seine Grenzen.

„Frau Gärtner, Sie wollen mir doch nicht ernsthaft unterbreiten, dass Sie nicht um Ihre Bilanzen wissen, so etwas dürfen Sie mir nicht erzählen."

„Aber es ist doch genau so – es kann doch nicht sein, dass es keinerlei Verständnis und Unterstützung gibt, wenn man fünfundzwanzig Jahre Kinder großgezogen hat. Dies schulte mich in Management, Organisation, Projektmanagement, Flexibilität und Durchhaltevermögen. Ich brauche jetzt einfach eine Chance für einen Neustart."

Nur mühsam gelingt es mir, meine Tränen zurückzuhalten – ich bin inzwischen sehr zart besaitet.

Ich erhalte die zu erwartende Antwort: „Ihre bisherige Tätigkeit als Mutter ist sehr ehrenwert. Als frischgebackener Vater weiß ich, wovon ich spreche. Aber hier brauchen wir klare Konzepte und vor allem Bilanzen über längere Zeiträume, die Ihnen aufgrund der Neugründung ja nicht vorliegen. Ich beobachte Ihre Zahlen. Lassen Sie uns in einem halben Jahr sehen, ob wir Ihnen dann einen Dispo über … hm … ich denke mal, wir reden da über eine Größenordnung von vielleicht so fünftausend Euro einräumen. Das ist doch schon mal eine Perspektive. Ich verstehe Sie, aber Sie müssen auch uns verstehen. Ich wünsche Ihnen viel Erfolg – das klingt ja ganz interessant, was Sie da machen."

Die letzten Worte nehme ich ihm nicht mehr ab – Höflichkeitsfloskeln.

So sieht meine momentane reale Welt aus, dies sind meine neuen Erfahrungen.

Meine Arbeit als Trainerin für Persönlichkeitsentwicklung und gelungene Kommunikation verschafft mir positives Feedback, was für mich in dieser Phase die Überlebensenergie bedeutet. Wer mich kennenlernt, wünscht sich eine Fortsetzung meiner Arbeit. Doch den Firmen stehen begrenzte Budgets zur Verfügung. So manchem ist nicht bewusst, welchen Bezug Körpersprache zu ihrer Tätigkeit hat.

Ich leiste Überzeugungsarbeit, erfahre, dass es einfach Zeit braucht, da die beste Werbung der persönliche Kontakt, das persönliche Erleben ist.

Meine Arbeit erfordert Vorbereitung. Ich stelle fest, dass meine innere Nervosität, mein Anspruch auf Perfektion und Überzeugenwollen den Effekt eines an mir saugenden Egels haben.

Erst mit der Zeit reflektiere ich, dass Teilnehmer mir erstaunlicherweise nur Fragen stellen, denen ich gewachsen bin beziehungsweise dass sie Ansporn sind immer tiefer in die Materie einzusteigen. So finde ich immer mehr Sicherheit vor Gruppen zu treten, die sehr seminarerfahren sind. Ich behalte zunehmend die Ruhe, wenn sich bevorzugt ältere männliche Teilnehmer ein wenig provozierend und selbstdarstellend zum Beispiel mit den Worten hervortun: „Ich bin ein alter Hase in diesem Geschäft und habe mehr Seminare besucht, als Sie vermutlich bisher gehalten haben. Sie müssen sich da schon sehr anstrengen, wenn Sie mir noch etwas beibringen wollen."

Hier zeigt sich ganz deutlich: Diese Mitarbeiter nehmen teil, weil sie bei ihrem Chef einen guten Eindruck machen wollen und nicht, weil sie wirklich interessiert sind.

Als ein Geschenk empfinde ich es dann, wenn gerade diese Zuhörer nach der ersten Pause anerkennend sagen: „Hut ab, ein Sternchen bekommen Sie schon mal."

Es ist ein Spiel und ich entscheide mich schon bald niemanden mehr überzeugen zu wollen. Es ist ein Angebot und es ist jedem freigestellt, Impulse aufzunehmen oder abzulehnen. Für firmeninterne Zwangsmaßnahmen bin ich nicht zuständig.

Jedes Seminar ist gleichzeitig auch eine Weiterbildung meinerseits – welch genialen Beruf ich habe! Überhaupt ist es so erfüllend, seine Leidenschaft auch beruflich leben zu können.

Ich folge gut gemeinten Ratschlägen, mich professionell zu präsentieren: Ich lasse Briefpapier, Umschläge, Mappen, Leuchtreklame und vieles mehr hochwertig anfertigen. Anfängerfehler bleiben auch mir nicht erspart. So wähle ich von allem größere Mengen, damit sich der Einzelpreis verringert, um einen großen Teil dann nach drei Jahren zu entsorgen, da sich meine Inhalte, meine Adresse, meine gestalterische Darstellungsform, sogar der Name fem – „für ein besseres miteinander" in „für ein miteinander" korrigiert. „Besser" stellt eine Wertung dar und einer meiner Appelle lautet sich dahingehend zu entwickeln, dass Wertungen in letzter Konsequenz Leiden verursachen und von daher abgewöhnt gehören.

Während ich im Lehren und Beraten Geschehnisse und Entwicklungen anderer sehr gut erfasse und die dahinterliegenden Gedanken schnell erkenne, stagniert meine persönliche Situation weitestgehend.

Das Weihnachtsfest steht an und ich freue mich, dass ich dieses Jahr bei Antonia in Australien bin. Ich buchte diesen Flug bereits im September, ohne zu wissen, wie eine Bezahlung erfolgen kann.

Ein Auftraggeber ruft Ende Oktober an und bittet um einen kurzfristigen Termin. Lena und ich sind gespannt und wünschen uns Aufträge.

So sehr ich mich auch bemühe, Lena aus meiner privaten finanziellen und persönlichen Not herauszuhalten, so entgeht es ihren Blicken nicht, unter welchem Druck und welcher Anstrengung ich lebe und arbeite.

Drei Vertreter einer Einrichtung kommen zu uns, die sich vorgenommen haben, noch bis zum Jahresende eine umfangreiche Maßnahme unterzubringen.

Nachdem die Planung abgeschlossen und besiegelt ist und sie unsere Räume verlassen, umarmen Lena und ich uns freudig lachend – die „Bestellung beim Universum" ist prompt bearbeitet worden!

Ich fliege erschöpft, in großer Vorfreude und Sehnsucht zu Antonia nach Australien mit dem Geschenk im Rucksack, dass ich dieses Jahr finanziell überstanden habe.

Jedem in meiner Familie ist bewusst, dass ich an diesem besonderen Tag, Heiligabend, allen bis dahin stattgefundenen jährlichen weihnachtlichen Ritualen und Emotionen ausweiche – es ist mir egal, es dient allen.

Zurück aus dem Urlaub freue ich mich nun gut erholt auf ein spannendes Jahr.

Ich nehme mich verändert wahr, spüre einen in mir ablaufenden Prozess, den ich dieses Mal genießend befürworte und auch gelegentlich ungeduldig kritisiere, da es aus meiner Sicht zu langsam vorangeht.

Ein neues Ritual für mich ist, Karten zu ziehen. Lena und ich tun dies beinahe täglich vor oder nach unserer morgendlichen Besprechung.

Wie es sein kann, dass wir stets genau die Karte erhalten, die ein Thema für uns ist oder als solches ansteht, durchschaue ich nicht. Verärgert ziehe ich immer und immerwieder die Karte „Geduld“ und „Loslassen“. Was soll ich denn bitte noch mehr tun?

Unmerklich befinde ich mich in der Wandlung auf einer tieferen Ebene. Bücher, Gespräche und Seminare sowie weitere Ausbildungen verhelfen mir zu einem immer größeren Verstehen psychologischer Zusammenhänge. Mein Interesse gilt vorrangig den spirituellen Themen. Diese konfrontieren mich am stärksten mit meiner tief verankerten Gottesvorstellung, die ich meiner Erziehung entnehme. Ein wichtiger Schritt ist für mich, aus der Kirche auszutreten. Ich kann den Sinn darin nicht mehr erkennen, zunehmend erscheint mir Religion wie ein Mantel.

Wenn Gott die Liebe ist und wir seine Kinder, wie kann er dann ein so strafender Gott sein, wieso werden wir dann gleich sündig geboren, voller Schuld?

Wie können Kirche und Religion von Freude, Freiheit und einer allumfassenden Liebe sprechen, wo sie sich gleichzeitig so sehr als Richter im Sinne von schuldig / unschuldig kennzeichnen und Dogmen lehren? Für mich klingt dies alles von Menschen inszeniert – so reduziert, Gehorsam einfordernd, nach Liebe, die an Bedingungen geknüpft ist, und in keiner Weise mein Herz berührt.

Erst später erschließt sich mir, was jetzt noch in so vielen Bereichen als nicht zusammenhängendes Puzzleteil auftaucht, was ich dem großen Ganzen noch nicht zuzuordnen weiß. So übe ich mich im möglichst wertfreien „Stehenlassen“.

Noch vor wenigen Jahren hätte ich meine eigene Geschichte nicht geglaubt.

Ich begreife in dieser Phase, dass Religionen Glauben – Spiritualität aber Erfahren und Verstehen unserer Lernangebote bedeutet. Und das tue ich unaufhaltsam, auch, wenn ich mich einmal nicht aktiv um ein Wachstum bemühe.

Wie eigenartig, welche Begriffe in meinem neuen Leben Einkehr erhalten und verstanden werden wollen.

So entgeht es mir nicht, dass mein Lehren und mein Interesse an Körpersprache, die Signale zu entschlüsseln, eine Einstiegspforte zu einer völlig neuen Sichtweise und Dimension sind. Dass es hier nicht um eine Wörterbuchliste geht, nicht um ein Durchschauen anderer, auch nicht nur um die Wahrnehmung der eigenen Wirkung.

Es fesselt mich und bestätigt mich in dem, was ich intuitiv weiß. Ich gebe mich nicht zufrieden mit Parolen wie: „Sie müssen positiv denken." Wie bitte soll das gehen, wenn meine Gedanken unkontrolliert durch meinen Denker jagen? Nein, ich gebe solche Ratschläge in meinen Seminaren nur, wenn ich ein Rezept zur Umsetzung weiß.

Körpersprache drückt unsere Absicht, Wünsche und Bedürfnisse ungefiltert aus und ist die Umsetzung vorher gedachter Gedanken. Wie also gelingt es mir, meine Gedanken in der jeweiligen Gegenwart wahrzunehmen, zu bemerken, was mich von innen heraus steuert, mich sein lässt: leicht oder schwer, traurig oder lebensfroh, erfolgreich oder frustriert?

Diese Suche lädt mich ein, meiner Intuition zu folgen und zu lernen, mir darin mehr zu vertrauen. Mit dem Denker komme ich über das Denken nicht hinaus. Mit dem Fühlen jedoch erschließt sich mir eine tiefere, spürbare Ebene, dessen Wirken ich sofort fühlend wahrnehme. Wenn ich mich auf dieser Ebene im jeweiligen Augenblick wahrnehme, dann bin ich – authentisch, die, die ich bin. Dann brauche ich mir über meine Signale keine Gedanken zu machen, denn mein Körper tut dies automatisch – fehlerfrei.

Ich kann mich erst gezielt auf mein Gegenüber konzentrieren, seine Bedürfnisse überhaupt wahrnehmen, wenn ich ohne Angst zu haben bewusst sein kann, ohne gefallen zu wollen. Gefallenwollen ist gelebte Absicht und kein Leben im Sinne von Handeln.

Die einzige wirkliche Manipulation kann nur in mir stattfinden, indem ich begreife, was es in mir denkt und fühlt und ob ich dies so akzeptieren kann. Wenn nicht, befindet sich hier der Ansatz des Persönlichkeitstrainings. Da letzten Endes alles der Bedürfniserfüllung dient, denn dies ist unser Bestreben, ist Selbsterkenntnis und Selbstannahme die Lernaufgabe.

Anscheinend wirkt dies anziehend, denn Teilnehmer, Auftraggeber, Bekannte und Freunde stellen immer mehr fest, dass ich ein „Dahinter" erkenne.

Ich schule mit Hochdruck meine Wahrnehmung, nehme alles mit, bei dem ich Unterstützung und Unterweisung im Wahrnehmen erfahren kann. Immer häufiger erhalte ich den Rat: Höre auf zu suchen, es ist alles in dir. Mach dein Eigenes.

Also höre ich mir in meinen eigenen Seminaren selbst gut zu.

Während dieser geistige Wandlungsprozess sich unaufhaltsam seinen Weg in mir bahnt, scheint mein altes Leben nach Regelung zu schreien und mich in einen inneren Spagat zu versetzen. Mir wird deutlich, dass es eine Entscheidung braucht.

Loslassen, abschließen, klären – ja, ich weiß und nein, mir fehlt der Mut, endgültig loszulassen. Erst muss ich mir ganz sicher sein – aber worin eigentlich? In meiner Liebe zu Andreas? Denkend finde ich keine Lösung, fühlend weiß ich, dass mich nichts zurückzieht – im Moment jedenfalls, vielleicht braucht es Zeit.

Ich wähle die Flucht vor dem, was bereits ist, und erschaffe mir ein turbulentes Lernfeld – nur ist dies noch nicht bis zu meinem Bewusstsein vorgedrungen.

Mein innerer Wandel ist offensichtlich auch im Außen erkennbar. Immer öfter höre ich zu meiner Freude, dass ich jünger aussehe – anders.

Meine Haare sind länger geworden – aber das meinen meine Betrachter nicht. Während eines Seminars fragt ein Teilnehmer ungläubig: „Sind Sie das auf der PowerPoint-Folie?" Die Gruppe ist sich einig, dass ich kaum zu erkennen bin, da sähe ich ja völlig brav, introvertiert und „muttchenhaft" aus.

Ich genieße es, mich neu zu erfahren, keinem Rechenschaft ablegen zu müssen, stets spontan frei zu entscheiden, was ich wann wie tun oder lassen möchte. Anscheinend macht meine Veränderung vor nichts halt: Selbst meine bisherige Garderobe empfinde ich an mir inzwischen als unpassend und probiere mich auch hier neu aus.

Auf der Ebene erotischer Anziehungskraft vollzieht sich unbemerkt ein Wandel. So genieße ich es, mit Auftraggebern gelegentlich auch über mehr als nur über die geschäftliche Abwicklung zu plaudern.

Während eines Telefongespräches mit einem mir schon länger bekannten Firmenleiter, ergibt sich ein freundschaftlicher Austausch und er fragt, ob wir uns auf einen Kaffee treffen wollen.

Sehr gerne, antwortet mein Herz, ausdrücken tue ich dies in angebrachter Form. Endlich einmal eine Abwechslung, eine Einladung, die ein Gespräch erwarten lässt, in dem es sich nicht um meine Trennungssituation dreht oder um Angelegenheiten von fem. Etwas anderes erfahre ich zurzeit nicht.

Da ich mich inzwischen schon daran gewöhnt habe, dass man sich als verheirateter Mann nicht mit mir sehen lässt und dass sogar auch Freundinnen durch ihre Männer von mir ferngehalten werden, da ich sie zu stark machen könnte, kommt mir sein Vorschlag, uns außerhalb zu treffen, nicht ungewöhnlich vor – Angst haben wir wohl alle auf irgendeine Weise.

Wir verabreden uns zum Kaffeetrinken in einem Hotel außerhalb unseres Städtchens. Ich freue mich auf dieses Treffen und darf schon bald merken, dass ich Worte offenbar anders verstehe.

So bin ich erstaunt, als mich fünfzehn Minuten vor unserer vereinbarten Zeit ein Anruf erreicht.

Ich vernehme: „Na, wo bist du? Die Zimmernummer ist 216!“

Oh, nein!

Als ich über ein Jahr später Lukas dieses Erlebnis schildere, kann er sich vor Lachen kaum halten: „Mein Gott, Mama, bist du naiv! Na ja“, fängt er sich, „du hattest vor Papa ja nie ein Date. Weißt du was? Falls dich mal wieder ein Mann kontaktiert – egal was er dir erzählt und wie normal es dir erscheint – ruf mich einfach an und ich übersetze dir, was er wirklich meint.“

Lukas hat den Weg zu mir wieder gefunden.

Durch sein Studium in Bonn gewann er ein wenig Abstand. Lena hatte ihn damals bei der WG-Suche begleitet und einige seiner Sichtweisen über mich zu korrigieren versucht: „Wie kannst du wissen, wie es Mama geht? Du siehst sie doch nie. Du erlebst immer nur Papa, schlägst dich auf die Seite des Verlassenen. Ich erlebe Mama täglich und bekomme mit, welche Hürde sie zu nehmen hat …“

Bei einem seiner ersten Besuche in meiner neuen Wohnung erklärt er mir, dass er wohl in einigem Andreas kopiert habe, dass er sich von mir im Stich gelassen fühlte so unmittelbar im Abistress, es aber jetzt alles so in Ordnung sei. Er habe eben immer an eine lebenslange Beziehung geglaubt, wir seien immer die Einzigen in seinem Umfeld gewesen, bei denen eine intakte Beziehung bestand. Dies sei eben das, was es mit ihm gemacht habe. Diese Illusion hätte ich ihm nun einmal genommen.

„Ich glaube, im Grunde war ich einfach nur sauer auf euch beide, obwohl ich weiß, dass ihr euer Bestes gebt“, erklärt er sich mir.

So sehr Lena und ich uns bemühen mehr Aufträge zu erhalten, es bestätigt sich immer wieder, was viele prognostizieren: Es dauert im Schnitt drei Jahre, bis ein Unternehmen angelaufen ist.

In dieser Phase eine eigene Wohnung, ein eigenes Institut und Angestellte zu finanzieren, ist wirtschaftlicher Unsinn, aber eben unter anderen Voraussetzungen begonnen worden und im Augenblick durch Verträge nicht änderbar.

Immer wieder erbitte ich Unterstützung von Andreas. Da ich nun auch komplett einen neuen Haushalt bestücken muss, fallen viele kleine und größere Dinge an. Die auf unsere Familiensituation maßgeschneiderte Einrichtung „zu Hause“ möchte ich nicht auseinanderreißen. Wir einigen uns, dass Andreas mir Geld für die notwendigen Dinge gibt – er müsste sich diese ohnehin neu anschaffen, wenn ich die Hälfte davon mitnähme. Alles wird notiert, um es später bei eventuellem Zugewinnausgleich mindernd anzuführen.

Eines Tages erhalte ich eine Auflistung von Zahlen, die dokumentieren, wie viel Geld er mir im vergangenen Jahr gab. Was er damit bezwecken will, weiß ich nicht, aber was es mit mir macht, entspricht einer Überdosis Emotionsstimulanzen.

Eine sechsstellige Summe kurbelt mein Schuldgefühl auf das Äußerste an. Bei genauerer Betrachtung stelle ich analysierend fest, dass es nicht der Rede wert ist, was davon für mich persönlich in Anspruch genommen worden ist. Da sind die Gehälter, die Institutskosten – die größten Positionen und diese waren von seinem Steuerberater so befürwortet worden, und unabhängig von meinem Auszug ein zu zahlender zwischen uns zuvor vereinbarter Posten. Dies sei bei gemeinsamer Veranlagung durchaus von Vorteil für uns, so jedenfalls waren damals die Worte. Wie Aussagen doch verdreht werden. Was früher als Vorteil für beide definiert wird, wird nun bei gleichen Zahlen zu meinen Lasten aufgeführt. Da waren Ausgaben für die Kinder aufgelistet, von Geburtstagen bis zum täglichen Bedarf – da war der monatliche Beitrag für die Putzfrau, die mehr zu Hause, als in meinem Institut tätig war, die Beteiligung an der Reise nach Australien und da wurden die Möbel genannt, die er sich sonst hätte für sich kaufen müssen …

Mir schwant, dass die finanzielle Verstrickung das weitaus größere Problem ist und hier zum Machtspiel ausarten kann.

Die Distanz zwischen Geber und Nehmer – er oben, ich unten – war so unerträglich spürbar für mich und bohrte sich immer tiefer in die schon bestehende Schuldwunde. Ich kann all diese Zahlen nicht von der Hand weisen. Sie zu rechtfertigen, mich erklären zu müssen, gibt mir das Gefühl, auf Knien vor ihm zu rutschen. Wenn ich dies artikuliere, so verneint er es und deckt seine Sichtweise auf: Er müsse das Geld aufbringen und er tue doch alles für mich, ich hätte doch immer Zugang zu allen Konten gehabt. Ich sei schließlich diejenige, die ein eigenes Konto, einen getrennten Weg eingeschlagen habe. Und da er nicht wisse, was mir noch so alles in den Kopf käme, sei es doch nur legitim, die Kreditkarte zu sperren und auch an sich und damit an die Familie zu denken, die doch nun einmal finanziell an ihm hänge, was auch in Ordnung für ihn sei, da er dies gerne tue.

Ich kann seine Sichtweise zu hundert Prozent nachvollziehen, die Fakten stimmen. Das Dahinter jedoch, das hierhergeführt hat und etwas mit uns beiden zu tun hat, das scheint einer anderen Sprache zu folgen, da reden wir zu hundert Prozent aneinander vorbei. Und jetzt, wie soll sich das Miteinander gestalten, wie soll eine Lösung aussehen?

Andreas hat in seinem Leben stets gesiegt und liebt das Spiel, wenn er herausgefordert wird. Jede Wette, soweit ich mich erinnere, hat er gewonnen. Darüber hinaus ist er gut beraten. Er ist zum einen gesellschaftlich angesehen, der Verlassene, der Großzügige und hat in seiner Schwester und seinem Schwager beratende Juristen. Außerdem besitzt er finanziellen Spielraum, Bilanzen, ist etabliert und kann sich seine Berater auch leisten.

Während ich solche Zahlen präsentiert bekomme, bleiben seine Ausgaben für mich nur zu erahnen und sind selbstverständlich stets existenziell – notwendig. Dazu zählen das neue Auto und die Praxisrenovierung – das ist anscheinend etwas ganz anderes. Es ärgert mich, dass ich so entblößt durchsichtig für ihn bin – es fühlt sich kontrolliert an.

Wie sehr ich es genossen hatte, unseren Kindern gegenüber großzügig sein zu können, umso schmerzhafter ist die Situation, dass es nun nicht mehr möglich ist ...

Dass Andreas mit den Mädels shoppen geht, mit den Jungs hier und da ein Wochenende mit Besuchen bei Fußballspielen verbringt, gönne ich ihnen und doch fühle ich mich an den Pranger gestellt – na ja, ich will es schließlich so, erhalte ich sogar zu Recht als Antwort.

Die Kinder sprechen mir gegenüber nie einen Vorwurf aus, ergreifen keine Partei – sie sind bei aller Traurigkeit so vorbildlich, respekt- und liebevoll, verständnisvoll. Wie schön, dass sie sich alle untereinander stützen, beraten und stärken. Sicherlich hoffen sie sehr auf eine Versöhnung, aber aussprechen tut dies keiner.

Andreas und ich diskutieren über ein eventuell gemeinsames Kinderkonto, um übersichtlicher trennen zu können.

Was unsere Kinder anbetrifft, so bedarf es keiner Diskussion, da verstehen wir uns nach wie vor sogar ohne Worte.

So bleibt alles, wie es vorerst ist, er gibt es schließlich gerne.

„Wir haben uns doch immer gegenseitig unterstützt. Ich habe doch alles für dich getan, habe mich doch in deinem Institutsaufbau in jeder Richtung eingebracht, auch wenn ich mir oft wie das fünfte Rad am Wagen vorkam, weil du ja so sehr betonst, dass es deins ist, während ich immer von unserer Praxis spreche."

Ich kontere, dass es seine Praxis ist und er dort doch alles bestimmt. Auch hätte ich mich in allem eingebracht, sei stets eingesprungen bei Engpässen, egal, wie klein die Kinder waren, ich wisse nicht, wo ich ihn noch mehr hätte entlasten können.

„Na ja, während ich von meiner Seite her alles mit dir teile auch deinen Schritt zu fern, bist du zum Beispiel in letzter Zeit nie mit mir Motorrad gefahren."

Da ist sie wieder – meine Fassungslosigkeit.

„Wie kannst du meine Arbeit mit deinem Hobby vergleichen – das ist doch wohl nicht dasselbe. Du weißt ganz genau, dass ich einfach auch Angst habe, wenn wir beide auf dem Motorrad sitzen und uns hier fünf Kinder als

Eltern brauchen. Ich habe so gut wie nie Zeit für mich, da ist und war mein Interesse eher ein Buch zu lesen, als durch die Gegend zu fahren. Warum tischst du mir das jetzt auf und hast es vorher nie erwähnt?“

Es endete, wie all diese Gespräche verlaufen – im Schlagabtausch, traurig, niederschmetternd und entfremdend – was wir beide im Grunde nicht wollen, was alles nie unserem eigentlichen Miteinander entspricht.

Meine finanzielle Situation spitzt sich im Frühjahr zu. Meine monatlichen Festbelastungen ersticken mich und der Kommentar von Andreas, dass das Geld in unsere Kinder gut investiertes Geld ist, ändert nichts an der Tatsache, dass ich dieses Geld aufbringen muss, was nie so geplant war.

Hinzu kommt, dass ich nun auch die Krankenversicherung sowie Autoversicherung und den noch laufenden Kredit für das Auto selbst tragen muss – da ich nun einmal alles getrennt von ihm leben möchte. Wer A sagt, muss eben auch B sagen.

Eine bisher flüchtige Freundin kommt eines Tages auf mich zu und bietet mir unbegründet an, dass sie mir, falls ich einmal in Not sei, sofort fünftausend Euro leihen könnte. Sie möchte es mir einfach anbieten.

Ich sollte schneller als zu dem Zeitpunkt geahnt genau in diese Situation kommen – schlimmer noch.

Die Belastungen nehmen mir jeden Handlungsspielraum und verschiedene Außenstände bringen alles in den letzten beiden Jahren so engagiert Aufgebaute in die drohende Insolvenz. Die geliehene Summe von fünftausend Euro verlängert diesen Entwicklungsprozess. Auch, dass die Bank mir den angekündigten Dispositionskredit inzwischen einräumt, dient einfach nur der Verzögerung.

Ich weiß, dass die Sommermonate nur Kosten verursachen, da sie keine Einnahme bedeuten, denn die Ferienzeit macht sich auch in Firmen bemerkbar – ich bin Saisonarbeiter und außerdem noch nicht so bekannt.

Neben all dem bin ich bemüht meine innere Balance wiederzufinden, Gefühle zu analysieren, Klarheit zu finden und vor allem eine Lösung. Zu keinem Zeitpunkt kommt der damals erhoffte Wendepunkt, nämlich, dass ich mich zu Andreas und zu meinem alten Leben wieder hingezogen fühle. Die einzige Sehnsucht, die ich spüre, ist zurück zu dem Raum der Geborgenheit, des Friedens und der Stille.

Ich ertappe mich oft in ganz einsamen Momenten dabei, zu denken, dass ich es bereue, nicht gestorben zu sein. Alleinsein ist etwas vollkommen anderes als Einsamsein!

Auf meiner Suche nach meiner entronnenen Lebensfreude probiere ich viele Angebote aus, die mir helfen könnten, zurückzugewinnen, was mir verloren ging.

Eine vertrauenswürdige Schamanin stellt mir die Frage, ob ich eigentlich der Auffassung sei, dass ich vollständig wieder hier unten sei.

„Ich denke ja“, ist meine Antwort.

Sie sieht es nicht so und fragt: „Sagst du ab und an, dass du lieber da oben wärst als hier unten?“ „Ja, das ist so, das sage ich öfter und denke es ständig.“

„Dann musst du erst einmal eine Entscheidung darüber treffen, was du willst“, lautet ihre Aufforderung.

Ich entscheide mich mal wieder weinend für das Leben, was ich doch eigentlich nach meinem Gefühl schon getan zu haben glaubte. Wenn ich auch nicht mein Herz vor Freude hüpfen spüre, so sind viele Stationen solcher Art ein Vorwärtskommen. Ich treffe auf hellsichtige Menschen, die mir bestätigen, was auch ich schon an Bildern in mir gesehen habe.

Dennoch gibt es stets den Zweifel in mir, was von all dem noch tragbar ist, bevor es dazu einlädt, dass mich die weißen Männchen für die Heilanstalt abholen.

Im Zuge meiner Suche nach der anderen wirklichen Realität, diesem anderen Sein, welches keine Stress erzeugenden Gedanken, Schmerz und Leid hervorruft, höre ich erstmals vom Lesen im morphischen Feld.

Der Begriff morphisches Feld geht auf den britischen Wissenschaftler Rupert Sheldrake zurück. Es handelt sich um ein Energiefeld, in dem – unabhängig von Zeit und Raum – alles Wissen der Menschheit und alles Geschehene gespeichert sind. Es verbindet alle Materie und alles Bewusstsein miteinander – vereint die Physik mit der Spiritualität.

Ich lerne mich in einer Seminarwoche mit der geistigen Welt zu verbinden und mit Gaia, Mutter Erde. Es ist so erstaunlich, wie einfach dies funktioniert. Wissbegierig höre ich von geistigen Gesetzen sowie vom Sinn und Zweck unseres Daseins. Puzzleteile fügen sich, ergeben nun plötzlich einen Sinn. Selbst die Relativitätstheorie und die Quantenphysik sind meinem Puzzeln dienlich.

Es widerspricht so vielen Dingen, die seit meiner Kindheit als Wahrheit in mich implantiert sind, mir bisher den Platz für anderes Gedankengut verwehrten.

Es gibt ein Leben nach dem Tod, Raum und Zeit sind keine Konstante, wir tragen Pakete aus anderen Zeiten und spüren beziehungsweise leben diese.

Diese Seminarwoche ist sehr bewegend und eine gute Investition. Inzwischen habe ich eine Antenne für bodenständige Spirituelle entwickelt. Für mich ist es wichtig, dass es stets einen wissenschaftlichen, für mich schlüssigen Bezug gibt und vor allem, dass ich es selbst erfahren kann. Gewissheiten kann mir keiner lehren – nur Impulse, die mich solches erfahren lassen.

Ich höre mich lachen, erfahre, dass ich das Bild von Weiblichkeit bin, dass ich schon immer eine Seherin war und dass die Dinge, die ich wahrnehme, stimmen. Dass ich das Urwissen in mir trage, was Liebe ist und es meine Aufgabe ist, dies anderen zu lehren …

Ich „lese" gerne die Fragen anderer im Feld. Diese Arbeit löst in allen Teilnehmern gewaltige Prozesse und Entwicklungsschritte aus. Ja, es ist Arbeit und doch sehen wir Teilnehmer im Laufe dieser Woche anders aus, freier, in uns angekommener, ein Stück weit in uns ruhend.

Meine Lesung für eine Teilnehmerin aus Hamburg sollte mich eineinhalb Jahre später in Staunen versetzen.

Ich lese ihr, dass ich sie hinter einer sehr großen Glasscheibe am Wasser stehen sehe. Es sei ein Meer oder zumindest ein sehr großer See, von dem ich in der Ferne kein Ufer erkennen kann. Sie werde innerhalb von nicht einmal drei Jahren irgendetwas mit Pflanzen zu tun haben, ich sehe ein Gewächshaus. Allerdings ginge es hier nicht um Gartenbau oder Verkauf, vielmehr ginge es Richtung Forschung oder Management. Auch sehe ich sie mit einem liebevollen Mann zusammen. „Ja“, so antworte ich ihr, „du kennst den Mann, aber du erkennst ihn noch nicht …“

Silvia ist über mein Tempo und meine Klarheit erstaunt und beeindruckt; nichts, aber auch nichts von dem, was ich ihr lese, trifft zu dem momentanen Zeitpunkt auf sie zu. Sie leitet eine größere Firma in Hamburg, die im Bereich der Bauelemente angesiedelt ist, sie wurde gerade frisch geschieden und ist völlig uninteressiert an Männern. Mit Pflanzen hat sie nicht im Geringsten zu tun und kann es sich auch für die Zukunft nicht vorstellen.

Zwei Jahre später höre ich eine aufgeregte Stimme auf meinem Anrufbeantworter: „Hallo Gabi, hier ist die Silvi aus Lübeck. Bitte ruf mich doch mal zurück, ich habe dir etwas Tolles zu berichten.“

Ich kenne keine Silvi und auch niemanden aus Lübeck. In ihrer Begeisterung hat sie ihre Telefonnummer so schnell und undeutlich genannt, dass ein Rückruf nicht möglich ist.

Wenige Tage später gelingt es ihr, mich zu erreichen. Als meine Mitarbeiterin mir den Hörer mit der Ankündigung reicht „Silvi aus Lübeck“, nehme ich schulterzuckend an.

„Gärtner, guten Tag?“ „Hallo Gabi, hier ist die Silvi aus Lübeck. Wir kennen uns aus dem Seminar von Kurt – der Aufbaukurs für das Lesen im Feld … Weißt du noch, was du mir gelesen hast?“ „Sorry, Silvi, gib mir doch bitte einen Tipp, wer du von den vielen Teilnehmern bist, wir haben ja ständig für jeden gelesen. Im Moment weiß ich nicht, was ich dir las."

Sie erzählte, was ich ihr damals gelesen hatte. „Stell, dir mal vor: Ein halbes Jahr später war meine Firma insolvent. Ich machte dann in Hamburg etwas Neues, was auch den Bach runterging. Dann starb meine Oma und ich bekam ihr Haus angeboten. Ich sagte einfach zu, weil ich irgendwie neu anfangen wollte. Vor drei Wochen bekam ich ein Angebot für ein besonderes Forschungsprojekt bezüglich der Züchtung einer außergewöhnlichen Pflanze, auslandsübergreifend – so ganz genau kann ich dir das noch nicht alles sagen. Und als ich da im Gewächshaus stehe, fällt mir ein, dass irgendjemand mir damals so etwas gelesen hat. Ich suchte meine Aufnahme aus meinen Umzugskartons und du warst es. Gabi, es ist unglaublich, ich stehe hier nämlich genau hinter einer großen Scheibe im Wohnzimmer und neben mir steht Jörg, den ich erst neun Monate nach unserem Seminar als ‚den Mann' erkannte. Du musst mir demnächst unbedingt wieder etwas lesen."

Ich bin sprachlos und erinnere mich nur ganz schwach daran, dass damals nichts von dem Gelesenen zu stimmen schien und freue mich über dieses Feedback, wenngleich es mir auch ein wenig unheimlich vorkommt.

Welche Kraft, welche Macht umgibt uns? Was für Wesen sind wir?

Bei all meiner Neugierde behalte ich stets eine gesunde Skepsis allem Neuen gegenüber. Ich habe ein sicheres Zeichen in mir entdeckt, welches mir signalisiert, dass es der für mich richtige Weg ist. Es ist ein Gefühl im Herzbereich, was ich einen „Freudenhüpfer" nenne. Er ist zu meinem inneren Barometer geworden. Wann immer ich eine Entscheidung treffe oder Neues mir begegnet, fühle ich genau in mich hinein. Hin und wieder höre ich dann doch auf den lärmenden Denker, der mit seiner Logik dem zarten Gefühl entgegenwirkt. Diese Wege entpuppten sich dann als Umwege und so lerne ich aus Selbstbeobachtung und Selbsterfahrung.

Die Karten „Geduld“ und „Loslassen“ scheinen sich im Stapel zu verstecken. Jetzt, und es ist dabei völlig egal, welches der inzwischen vielen unterschiedlichen Kartensets wir wählen, finden die Karten „Neuanfang“ und „Entscheidung“ den Weg in mein Sichtfeld.

Als ich eines Abends zusammenrechne, welche Abbuchungen in den nächsten Wochen anstehen und mit welchen Einnahmen zu rechnen ist, ist der Endpunkt sichtbar. Ich hatte zwar alles in meiner Macht Stehende getan, auch all meine spirituellen Anregungen umgesetzt sich schwarze Zahlen zu visualisieren, aber dieses Mal wird es nicht gut gehen. Bis die Rechnungen erfahrungsgemäß beglichen und die neuen Seminare gehalten sind, kann ich die Gehälter nicht zahlen.

In mir schwindet nun auch jegliche Energie. Ich weiß sowieso nicht, wie ich diese in den letzten Monaten immer wieder aufbringe. Tja, und nun?

Es ist Wochenende und ich gehe mit einer Freundin in die Sauna. Ich muss irgendwie regenerieren, mein System macht das hier alles nicht mit.

Es ist ein Teufelskreis. Ich brauche die Fortbildungen für mich, ich kann keinen neuen Input geben, wenn ich nicht selbst welchen erhalte. Parallel ist in mir noch so vieles zu klären, was Urheber meines inneren Chaos’ ist. Auch wenn ich schon ein bisschen aus den vielen Büchern und Gesprächen gelernt habe, so ist das Wissen im Kopf eine Ebene, die scheinbar beruhigt und Schubladen schafft, in denen ich Ereignisse ablegen kann. Aber, und dies ist mir viel wichtiger geworden, wirkliche Klärung, wirkliches Verstehen, warum was wie in meinem Leben ist, muss auf einer tieferen Ebene gefühlt werden. Es bedarf einem Berührtsein.

Meine Heulerei – ich kann sie selbst nicht mehr ertragen.

Zurzeit habe ich mich diesbezüglich gut im Griff. Meditation ist für mich eine neue Erholungsform. Während ich mich früher nur über Selbstverordnung dazu zwang, so ersehne ich diese Augenblicke der Stille. Es braucht kein stundenlanges Ritual, es braucht nur einen Moment der Stille, um zu erkennen, dass die Stille nicht wirklich still ist. So nehme ich meine Fragen mit in diese Räume der Stille, lege sie dort ab, was mich erleichtert oder ich entnehme dieser Stille ein erklärendes Wissen, was zu meiner Frage oder Situation geführt hat.

Ich bewege mich auf zwei gänzlich unterschiedlichen Spielwiesen und weiß diese beiden inzwischen recht gut zu wechseln.

So befinde ich mich im abschließenden Prozess meines alten Seins und erarbeite mir bewusst SEIN.

Diesen Saunatag spendiere ich meinem Körper. Während Geist und Seele im Fokus meiner Wahrnehmung sind, treibe ich Schindluder mit meinem Körper. Ich koche mir selten ein warmes Essen – es lohnt ja nicht. Für Bewegung ist keine Zeit, die Nächte sind kurz, die Fahrerei mit dem Auto nimmt immer mehr zu durch die Radiuserweiterung meines Arbeitsfeldes. Also heute ist Entspannung dran.

Am Ende dieses Saunatages erwähne ich meiner Freundin gegenüber, in welcher Lage ich mich mit meinem Institut befinde. Meine Erzählung gleicht einer Beerdigungspredigt.

„Das geht gar nicht, du darfst nicht aufgeben. Das ist normal, dass es so schwer ist, etwas ganz Neues hochzuziehen. Es wird doch mehr, du musst nur durchhalten.“ Ich höre ihr lust- und kraftlos zu. Diese Theorie kenne ich, aber die Geldsorge macht mich krank. Und tief in mir spüre ich, dass es alles auch irgendwie mit mir zu tun haben muss. Ich weiß einfach nur nicht was und vor allem wie zu ändern.

„Hör zu, ich habe Bargeld bei mir liegen. Ich brauche es gerade nicht. Ich gebe dir das nachher mit und du bringst das morgen sofort auf die Bank. Deine Rechnungen zögerst du dieses Mal hinaus und wartest die Mahnungen ab. Dann schaffst du die Überbrückung. Du kannst mir das Geld irgendwann wiedergeben.“

Ich sehe inzwischen, dass da immer wieder Wege entstehen, die fem nicht untergehen lassen. Doch ich bin erschöpft, ich kann nicht mehr. Die Schulden fühlen sich erdrückend an, so lieb dies alles gemeint ist.

Ich nehme dieses rettende Angebot demütig und dankbar an – es ist gut für mich gesorgt und ich darf hier irgendetwas lernen. Es ist wieder so ein Augenblick, in dem ich mich dahin zurücksehne, wo wir alle herkommen.

Der Tod ist wirklich die Erlösung, da hat die Kirche ausnahmsweise einmal recht.

Mein Beschluss lautet: Dies ist das letzte Mal, dass ich externe Hilfe annehme, das ufert aus, wer weiß, wann sich das Ruder dreht und ob überhaupt. Ich brauche eine Idee, eine vorausschauende Lösung, ein Konzept …

Mein Steuerberater schult mich mit Samthandschuhen, bemüht mein Durchhaltevermögen nicht überzustrapazieren mich aber auch nicht blind ins Uferlose gleiten zu lassen. „Sie dürfen Ihr Institut nicht führen wie eine Mutter." Stimmt! – Dennoch, ich bin hier auch Mutter der meisten Angestellten.

An diesem Abend im Bett liegend hole ich mir einen Zettel, den mir die Schamanin damals gab. Dort sind Zeilen vorgegeben, die ich nachsprechen kann, um zum Beispiel Ängste loszuwerden. Sie sagte damals, dass ich diese Zeilen einfach mehrmals laut fühlend abzulesen brauche. Dann löse sich die Eigenschaft in mir, die ich dort in die vorgegebenen Zeilen einfüge, um die es eben gerade in mir gehe oder aber ich bekäme einen Lösungsvorschlag. Bisher hatte ich dies nur in Einzelfällen meinen Klienten gegeben.

Hier nun in meinem Bett fühle ich mich wieder einmal einsam, Ängste und Resignation steigen ungehindert in mir auf. Meine Augen füllen sich, ich schluchze leise: „Ich sehe und fühle meine Angst …, ich nehme meine Angst dankbar an …", das fällt mir nicht leicht, „ich gebe ihr einen Platz in meinem Herzen und in Wirklichkeit weiß ich …"

Ich gebe mir alle erdenkliche Mühe und wiederhole und wiederhole. Dabei sinke ich immer tiefer und tiefer in mich hinein, erfahre Wellenbäder von Gefühlen von Enttäuschung und Wut – auf meine Situation, auf mich, auf dieses Ritual …, Verzweiflung, ja schiere Verzweiflung, Schmerz, da ist ein Schmerz, von dem ich nicht ahnte, dass er mich noch tiefer erreichen könnte. Es erscheint mir, als ströme alles aus mir heraus, von dem ich nicht einmal weiß, was es genau ist, gekoppelt mit absoluter Aussichtslosigkeit.

Dieser Zustand will sich nicht verändern, ich flehe in das Nichts hinein um … ja, um irgendetwas, Hauptsache eine Perspektive, Lösung oder zumindest ein Loswerden dieser unerträglichen Schwere.

Und da, auf einmal war sie da, die Lösung – aus dem Nichts.

Kündigung! Wieso bin ich da nicht gleich drauf gekommen? Ich muss allen kündigen. Nein! Nicht die Kinder, liefere ich mir meinen eigenen Dialog. Die Bürokraft, ja, und die Putzhilfe auch. Aber das reicht nicht, ich weiß es genau, ich habe nur eine Chance mich zu sanieren, wenn ich konsequent handele. Und während ich Selbstgespräche führe, realisiere ich, dass ich genau zwei Tage Zeit habe, um fristgerecht zu handeln und, ich kann es kaum glauben: Die Kündigung trifft dann so ein, dass alle genau zwölf Monate bei mir angestellt sind, das heißt sie erhalten alle Arbeitslosengeld und sind versorgt. Vielleicht stehe ich in einem Jahr dort, wo ich sie wieder einstellen kann.

Erschöpft und gleichzeitig glücklich und traurig genehmige ich mir noch ein paar Stunden Schlaf, bevor ich den für mich so schweren Gang gehe und allen kündige.

Lena ist sichtlich fassungslos, mit diesem Engpass hat sie nicht gerechnet. Ihre Tränen tun mir weh. Ich stehe in doppelter Hinsicht mit dem Rücken an der Wand und erstmals stelle ich mein Interesse vor das meiner Kinder. Zum Glück ist gut für sie gesorgt.

Dem Vorwurf, sie nicht genau in meine Finanzsituation eingebunden zu haben, nicht deutlich genug gewesen zu sein, gebe ich recht.

Ich bin hier in meiner beruflichen Situation mehr liebende und schützende Mutter als eine Karrierefrau, offensichtlich bis zur Selbstaufgabe.

VERGEBUNG

Von der Selbstanklage zur Selbstannahme

Ich beginne meine Situation, die Opferrolle, zu hassen.

Obwohl ich in all meinen Seminaren schule, dass wir die Aufmerksamkeit auf das lenken sollten, was wir leben möchten, da sich alles verstärkt, was wir beachten, komme ich sehr schwer aus meinem Muster heraus.

Die äußeren Umstände zwingen mich zu einem Handlungsschritt – ich gebe fem nicht auf, habe keinen Plan und weiß nicht, wie ich die arbeitsreichen Phasen alleine bewältigen kann, wo doch Aufträge meine Existenz sichern. Lena greift mir ab und an unter die Arme. Sie ist tief enttäuscht und mir fällt auf, dass ihr fem doch mehr bedeutet, als ich ahnte. Ihre oft geäußerte Kritik war konstruktiv, doch ich fühle mich in den letzten Wochen und Monaten immer nur angegriffen.

Ich habe noch nie zuvor ein Unternehmen wirtschaftlich gegründet oder geführt und bin einfach überfordert. Inhalte, Konzepte, Wirtschaftlichkeit, sämtliche anfallende Bürokratie, private Übersicht verschaffen, Baustellen klären, Mutterrolle, persönliche Trauerarbeit – Abschiednehmen von allem, was bis dahin mein Leben ausmachte und gleichzeitige Neuorientierung im Außen wie im Innen … Das alles läuft parallel ab.

Es erstaunt mich, wie gut es mir gelingt, in der Arbeit mit anderen glasklar zu sein. Das bin ich auch. Und ich bin diejenige, die die Menschen kennenlernen, die nicht um meine momentane Geschichte wissen. Ich merke, dass meine Vergangenheit mir nun dient, die Nöte und Gefühle anderer zu erfassen und mit Mitgefühl zu begleiten.

Dabei ist es offensichtlich, dass Wut und Groll eine starke Handbremse auf dem Entwicklungspfad zur Lebensfreude sind.

Leichter gesagt, als getan. So sehr ich mich bemühe in die Schuhe von Andreas zu schlüpfen, um alles auch aus seiner Perspektive heraus zu betrachten, es will mir nicht gelingen, ihn nicht für meine Situation verantwortlich zu machen. Mir ist so deutlich, dass ich gegangen bin, dass ich diese Veränderung einleitete, ich nicht mehr fühle, wie ich immer fühlte, ich die Schuldige und die Urheberin allen Leids bin.

Bei all unseren Planungen, ob kurzfristige oder langfristige, nie war darin eingeplant, dass auch ich mich verändern, anders entwickeln könnte. Alles ist auf Andreas als Versorger zugeschnitten. Es ist alles diesbezüglich ausgeschöpft und somit besteht keine Möglichkeit, staatliche Neugründungsangebote für mich zu nutzen. Alles ist für die Praxis ausgeschöpft und ich damit vollständig von ihm abhängig – das Ausmaß liegt nun sicht- und vor allem erfahrbar vor mir – ist mein Alltag.

So denkt und denkt es in mir und wirkt, als wenn ich mit einem schmutzigen Tuch eine schmutzige Scheibe zu reinigen versuche. Alles verwischt und keine Klarheit tritt ein.

Meine Wahrnehmung, und hier merke ich, dass das Wahrnehmen etwas vollkommen anderes meint als Sichtweise, lenkt mich immer weiter in eine Richtung, die mich befreit, mir Frieden schenkt, den ich so sehr ersehne, aber bisher nicht auf Erden zu erlangen glaube. Wie ein steter liebevoller

Impuls, der einfach immer da ist und sich zeigen möchte, erkenne und verstehe ich, dass sich nichts zufällig ereignet, es immer ein Dahinter gibt für ein großes Ganzes. Noch gelingt es mir nur eingeschränkt, mir dieser Quelle in mir jederzeit bewusst zu sein.

Dennoch weiß ich, dass unser Denker konstruiert, analysiert und strukturiert. Er ist einfach nur das Echo unserer Erinnerungen und Erfahrungen, denkt nichts Neues und malt uns auf diese Weise eine Vorstellung, wie die Zukunft aussieht.

Dies ist es, was mich bremst. Auf einmal erkenne ich, warum es in meiner Arbeit, in meinen Seminaren anders läuft. Dort gelingt es mir, einfach zu sein. Zwar habe ich ein Konzept, einen Leitfaden, aber der Verlauf orientiert sich an der Gegenwart, an dem, was gerade dran ist, wer Teilnehmer ist. Das ist der Grund, warum jedes Seminar bei gleichen Folien und Mappen gänzlich unterschiedlich (be)wirkt. Das ist der Grund, weshalb sich die Teilnehmer so wohlfühlen, so „abgeholt“ und alles so maßgeschneidert wirkt. Da bin ich einfach und da ist nur dieser jeweilige Augenblick.

Ich übe mich also darin, immer mehr in der Gegenwart zu leben, mir dieses Funktionierens des Verstandes immer bewusster zu sein.

So erscheinen mir Ereignisse zunehmend als Zeichen. Ich verwende viel Energie darauf, zu kontrollieren, was mir durch den Kopf geht, während im Außen mein Film LEBEN abläuft.

Zwei Tage nachdem ich die Kündigung schriftlich umgesetzt habe, erhalte ich einen überraschenden Anruf von meiner Bank mit der Bitte um ein Gespräch. Ich staune, als mein Berater mir freudestrahlend eröffnet, dass er eine Möglichkeit sieht, mir einen Kleinkredit anzubieten. Genau elf Tage später habe ich die Summe von knapp zwanzigtausend Euro auf meinem Konto.

Erstmals begreife ich: Meine damalige Bestellung wurde erst jetzt geliefert – passgenau. Denn hätte ich diesen Betrag vor meiner durchweinten Nacht erhalten, hätte ich den Schritt der Kündigung nicht vollzogen und würde in wenigen Monaten vor einem noch größeren Berg stehen. Hier scheinen Spezialisten am Werk zu sein, die einfach einen größeren Weitblick haben als ich.

Dies ermutigt mich, meine Achtsamkeit noch mehr zu trainieren. Dieser Betrag verschafft mir nach Rückzahlung meiner Schulden eine Verschnaufpause und sichert mich über die Sommermonate hin ab – es geht also mal wieder weiter.

Ich genieße, wann immer es mir möglich ist, meine kleine Enkelin Lisa, die sich mittlerweile auch sprechend mitteilt. Uns verbindet ein sehr enges Band, unabhängig von den gemeinsamen Zeitfenstern, die uns zur Verfügung stehen.

Julia kommt mich stets in meinen Räumen mit ihr besuchen. Lisa kennt mich ausschließlich in diesem neuen Dasein, nicht in meiner alten Rolle.

Ich klettere unter meinen Schreibtisch, um den USB-Stick mit meinem Rechner zu verbinden, damit wir Fotos auf meinen Laptop ziehen können. Klein-Lisa steht genau beobachtend hinter mir und als sich unsere Blicke beim Darunterhervorkommen begegnen, sagt sie kopfschüttelnd und völlig entrüstet: „Oma, das geht gar nicht!“ Diese Aussage unserer knapp Zweijährigen wird für die nächsten Wochen ein Mantra: Das geht gar nicht! Sie ist wirklich ein Pfiffikus, blitzgescheit und so warmherzig. Sie ist mein Engel und wir wissen beide, dass uns so viel mehr verbindet als die kurze gemeinsame bisherige Zeit hier auf Erden.

Ich tolle mit ihr auf dem Spielplatz und erfahre so ungetrübte Lebensfreude. Ja, sie zeigt mir in der Gegenwart zu sein – noch ohne Konstrukte.

Mir wird offenbar, dass kleine Kinder reine Bewusstheit sind, einfach nur Sein und dass dies die größte Anziehungskraft hat. Alle Menschen fühlen sich zu kleinen Kindern hingezogen. Urteilen und Bewerten setzen erst viel später ein – dann, wenn die Sprache beginnt. Aber auch da spricht Klein-Lisa wie alle anderen Kinder auch erst einmal von: Lisa hat Hunger, Lisa möchte spielen, ein ICH existiert in ihrem Sein, aber nicht als agierende und reagierende Person. Doch irgendwann wird sie erkennen, dass ihr Umfeld mit „Lisa“ und „du“ mehr ihr Handeln meint als ihr Sein. Sie wird Erfahrungen abspeichern und meinen aus Vergangenheit ihre Zukunft zu wissen.

Wir lehren so viel Wissen, Fakten, werden als normal beurteilt, wenn wir uns nach einer vorgegebenen Norm entwickeln. Wo bleibt Weisheit?

So sehe ich Lisa mit anderen Augen. Als Oma habe ich das Privileg, sie genießen zu können, ohne die alltäglichen Herausforderungen. Gespannt und neugierig höre ich ihr zu, was sie wahrnimmt und wie. Ich lerne von ihr.

So klein sie ist, so amüsieren wir uns beide, wenn Außenstehende irritiert sind, ob ich nun die Mutter oder Oma bin. Hätte ich meine Kinder erst ab dreißig bekommen, ich hätte diese Aufgabe so nicht bewältigen können und jetzt bin ich jung genug, um mit meinem süßen Engel die Spielplätze unsicher zu machen.

„Oma, rutschst du mal?“, fragen mich zwei dunkelbraune Knopfaugen und ein schelmischer bettelnder Gesichtsausdruck. Und schon bin ich oben und rutsche ihr entgegen – ihren Blicken entgeht nichts. Unten angekommen schüttelt sie den Kopf: „Omas machen so was nicht!“, kommentiert sie mein Tun. Ach, wie lieb ich sie habe.

Den Sommer nutze ich für eine Fortsetzung in München bei Kurt, um mein Lesen im Feld zu trainieren, vielmehr noch, um für mich weiterzukommen.

Die Pausen sind mindestens genauso lehrreich. Jeder berichtet ganz persönlich, in welchem Prozess er sich gerade befindet. Mir fällt auf, dass dies vollkommen andere Gespräche sind, als ich sie bisher kannte. Hier spielen so viele Dinge keine Rolle – welcher Job, welcher Ehestand, welcher Status, welches Hobby. Es ist wirklich grotesk. Da sind wir Teilnehmer eine Woche zusammen und wenn mich jemand über den einen oder anderen etwas fragt, dann weiß ich über seinen Seelenzustand viel zu sagen sowie seinen Vornamen, alles andere ist hier unwichtig.

In diesem Sommer erschließen sich mir dort zwei große Fenster.

In diesem Seminar üben wir uns in Selbstprozessen, was sich durchaus schwierig gestaltet. Da ist eben unser Ego.

Durch Konzentration auf unseren Atem leitet uns Kurt zu uns selbst. Es bedarf Übung und Achtsamkeit, die ständig hereinkommenden Gedanken unkommentiert zu lassen und sich dem Raum in uns zu widmen, die leisen Regungen und Impulse in uns zu erspüren. Dies zeigt sich ganz unterschiedlich. Mal sind es Bilder, mal klare Sätze – eine Art Gedankenblitz aus heiterem Himmel – bei mir oft sehr reale Gefühle, als befände ich mich genau in dem Geschehen dessen, was ich dort sehe.

Nein, es ist kein wirkliches Sehen – oh nein, diese Erkenntnis, dass es dem Sehen der Nahtoderfahrung gleicht, macht sich als freudiger Hüpfer in meinem Herzen bemerkbar. Ich lasse mich tiefer und tiefer in mich hineinsinken und genieße jeden einzelnen Prozess.

Schuld, dieses Wort „Schuld", welches mir offenbar auf die Stirn geschrieben steht – ist ein Konstrukt, sie gibt es gar nicht. Ich kann es schwer glauben – da ist es wieder: glauben. Wer hat mir das eingetrichtert? Handelt es sich hier um ein menschliches Machtmittel, was zur Buße führen soll, auf ganz unterschiedliche Art und Weise? Was uns klein macht und aufgrund von Wiederholungen zum Mit-uns-Hadern führt – was uns Geld, Almosen, spenden lässt, um uns zu befreien? Tja, durch die stetige Ausrichtung auf unsere Unzulänglichkeiten verstärken wir genau das, was wir loswerden möchten.

Vergeben und vergessen ist der größte Blödsinn, so scheint es mir. Ich lerne hier erstmals mir selbst zu vergeben, all meinen Groll, all meine Wut, all meine Unzulänglichkeiten. Ich begreife, dass ich dies auch bin, dass es einfach zu mir gehört, weil mein Denker es ist, der mich dieses lehrt. Und ich kann aus dieser inneren Haltung heraus auch vergeben, was mir angetan wurde und was ich anderen antat.

Welch ein Frieden macht sich in mir breit, wenn ich in diesem Augenblick bei mir bin, mit mir – meiner Seele, die nur das Bestreben hat, die Liebe, die sie ist, auszudrücken, wenn ich diese Seele liebevoll und dankbar anerkenne, wenn ich wertschätze, was sie hier auf Erden an Erfahrung bereit ist zu lernen. Ja, dass sie stets ihr Bestes tut. Es geht um das Erlebnis und nicht um das Ergebnis! Welch eine befreiende Erkenntnis.

Und wir gehen immer tiefer in uns hinein. Ich befinde mich augenblicklich im Zustand der Nahtoderfahrung. Bilder spulen sich in mir ab und da ist auf einmal der Gedanke, dass Himmel und Hölle vielleicht nicht meiner Kindervorstellung entsprechen. Dass Liebe und Angst diesen Begriffen gleichzusetzen sind.

Gott ist die Liebe, so sang ich als kleiner Wirbelwind und hatte einen außerhalb der Schöpfung befindlichen weißen alten Herrn vor Augen. Gott ist ein Zustand, ein Zustand der reinen Liebe, die alles durchdringt. Wenn wir Gottes Kinder sind, dann sind auch wir Liebe. Dies hier ist etwas ganz anderes als die Liebe, die wir durch den anderen bestätigt haben möchten. Wie sehr wir doch die Liebe des anderen brauchen, um uns geliebt zu wissen. Welch ein Irrtum. Wir sind die Liebe und keiner kann sie uns geben. Ich kann nur Liebe fühlen, wenn ich sie zuvor selbst in mir erfahre.

Wie unbeschreiblich berührend diese Erfahrung ist – die Liebe, die sich so friedvoll anfühlt, so zärtlich mein Herz berührt und gleichzeitig von einer Kraft und Schönheit ist, dass Worte dies nicht umschreiben.

Mir rinnen Tränen über die Wangen, was einfach sein darf, wunderbare Tränen, aus dem Herzen geweint, berührt über den Zustand, diese Liebe fühlen zu dürfen. Und da erkenne ich den Raum, ich bin dort, wo ich schon einmal war, wohin ich mich so sehr sehne, oh mein Gott, wie wunder-voll ist dieses Sein. Einfach sein, ein Nichtstun, welches so viel umfassender ist als alles Tun.

Ich ruhe in diesem Zustand, höre von weit weit her die Worte von Kurt, der unsere Gruppe behutsam führt, uns Zeit gibt dieses zu erfahren.

In diesem Raum unendlichen Bewusstseins nehme ich den Impuls durch Kurt wahr, jemanden einzuladen und einfach zu schauen, wer kommt.

Und da erscheint das mir von damals so vertraute Lichtwesen, was ich als meinen Schutzengel wahrnehme. Im goldenen Glanz steht es vor mir und hüllt mich ein. Dankbar lasse ich es geschehen. Ich weiß mich beschützt, begleitet und möchte diesen Zustand festhalten, für immer, einfach nur dieses hier fühlen.

Ich spüre, wie mich Lebenskraft erreicht, ein Wissen, dass Lichtwesen eine andere Energieform sind, dass sie existieren, so wie wir sie uns mit unserem begrenzten Geist vorstellen. Sie sind real, realer und kraftvoller als alles Denk-bare.

Kurt holt uns behutsam in die Räumlichkeiten zurück. Alle sind wir tief, tief bewegt, schweigsam und aufgefüllt von einer Energie, Erfahrung, die uns uns näherbringt, uns eröffnet, wer wir wirklich sind: Energiekörper in einem physischen und damit begrenzten Körper. Aber für unsere Seele gibt es keine Begrenzungen, da sind Raum und Zeit nicht von Bedeutung. Die Seele ist nicht körperlich gebunden. Sie benötigt nur diesen Körper mit all seinen Begrenzungen, um sich zu erfahren.

Auch das Ego, von dem ich bisher dachte, dass ich dieses Ego bin, ist das Konstrukt meines Geistes. Mein Verstand erzeugt aufgrund von Gedanken Gefühle, damit meine Seele diese erfahren darf. Hier im Körper erfassen wir alles in Dualität und Polarität. Wir können Freude nur erfahren, wenn wir Trauer kennen. Dabei geht es nicht um gut oder schlecht, nur um die Erfahrung – als das Erlebnis, nicht das Ergebnis. Darum sind wir hier.

Tief berührt und etwas verwirrt genieße ich einfach und mache mir hier keine Gedanken, wie mein praktisches Leben nach dieser Woche aussieht. Mit diesen mir unbekannten Menschen lebe ich wahre Liebe, hier würdigt jeder jeden und man belässt einander, weil alle darum wissen, dass wir hier auf Erden lernende Schüler sind.

Hier wird mir immer deutlicher, dass mein neues Leben sich leichter fortsetzt oder vielleicht sogar nur dann, wenn ich alles Alte abschließe, also wirklich kläre.

In der Mittagspause wird viel gelacht, über uns selbst, es erscheint hier alles so einfach. Ein Teilnehmer erzählt, auf welch erfüllende Weise es mit der „Bestellung“ in Bezug auf einen Partner für ihn geklappt hat. Einigen schien dies nicht neu, für mich war es sehr befremdlich und machte mich vor allem neugierig.

So lautet die Anleitung für Bestellungen:

Schreibe alles mit Tinte auf ein Blatt Papier. Achte dabei darauf, dass du den dir gewünschten Zustand so aufschreibst, als wenn er bereits erfüllt ist. Wenn du also schreibst: „Ich wünsche mir, dass …“, dann stellt sich die Frage: Wann? In diesem Leben oder in irgendeinem anderen?

„Ich habe genau angegeben: in vier Wochen, zu meinem vierzigsten Geburtstag“, ergänzte ein anderer Teilnehmer. „Da hatte ich wohl Stress ausgelöst, hat alles geklappt, außer der Augenfarbe. Die ist blau, braun hätte ich bei meinem Partner schöner gefunden.“

Das sind solche Momente, in denen ich doch immer noch sehr ins Zweifeln gerate, ob hier nicht etwas herumgesponnen wird. Erkennend, dass auch dies Wertung ist, belasse ich Gehörtes einfach so. Wichtig sei, diese Aufzeichnung dann ins Wasser zu geben, ins Meer, einen großen See oder Fluss, wo die Tinte sich auflöst – alles dem Universum übergebend.

Bei diesem Seminar lerne ich Erika und Dennis kennen. Zu meiner Freude wohnen sie auch im Norden, etwa zwei Stunden von mir entfernt. Sie sollen meinem Leben schon bald einen besonderen Impuls geben.

Wir lesen nun auch in den Pausen gegenseitig und stellen unsere Fragen. Ich stelle die gleichen Fragen an unterschiedliche Personen mit dem Hintergrund: Wenn alle Gedanken, alle Informationen im morphischen Feld enthalten sind, dann müssten alle das Gleiche empfangen. Auch müssten sich dann Lesungen ändern, wenn sich in unserem Gedankengut Dinge verändern. Diese Annahme bestätigt sich und mein kritischer Denker hat bekommen, was er einforderte.

Am Mittagstisch reagiere ich ganz unüberlegt auf die Lobeshymne einer Teilnehmerin auf ihren neuen Partner, mit dem Ausspruch: „Na, ob mir dies auch noch widerfährt?“ Kurt und eine ältere Teilnehmerin lachen und sie sagt mehr zu sich: „Und ob!“

Jetzt bin ich neugierig. „Wie bitte? Kannst du etwas sehen?“ „Oh ja, noch in diesem Herbst – Oktober oder November. Lass uns meinetwegen gerne lesen, wenn du mehr wissen willst“, entgegnet sie mir selbstsicher. Kurt schmunzelt nur und nickt.

Ich überlege noch bis zum letzen Tag, ob ich wirklich etwas wissen möchte, aber natürlich will ich dies, denn ich bin von Natur aus neugierig.

Am letzten Seminartag sitze ich mit ihr draußen auf einer Bank und ich höre, dass der Mann jünger ist als ich, deutlich größer mit durchtrainierter Figur, aber kein Bodybuilder und gut aussehend. Er arbeitet selbstständig, in keiner Firma, es habe irgendetwas mit Menschen zu tun. Im Bereich Gesundheit, jedoch kein Arzt wie mein Mann. Kennenlernen werde ich ihn über meine Arbeit, nicht in Rotenburg, an irgendeinem anderen Ort …

Zu Hause angekommen nehme ich meinen Alltag wieder auf, fest entschlossen seelischen Ballast loszuwerden.

Da ich nicht weiß, wie ich es am besten und effektivsten anstelle, folge ich den Anweisungen der Bestellung – es kann ja nicht schaden, höchstens nicht eintreffen.

Neben meinem Arbeitsplatz bereite ich drei Zettel vor.

1. Meine Wünsche bezüglich fem
2. Lösung bezüglich meiner Beziehung zu Andreas
3. Neue Partnerschaft

Der letzte Punkt betrifft reine Neugierde und Lust auf Lebensfreude.

Schon bald erkenne ich, wie schwierig es ist, sich Dinge zu wünschen in der Annahme, dass diese genau so umgesetzt werden könnten, denn das betonten alle, die diesen Weg ausprobiert hatten.

Immer und immer wieder formuliere ich neu, unzufrieden und immer noch nicht wirklich klar.

Wenn diese Wünsche keine Erfüllung finden sollten, dann dient es auf jeden Fall meiner inneren Klärung dessen, was ich möchte. Bezüglich Partnerschaft mache ich mir die meisten Gedanken. Über mich selbst erstaunt nenne ich glasklar äußere Merkmale – wenn ich schon einmal wählen darf – und wundere mich, dass dies überhaupt ein Bedürfnis in mir ist. Meine neue Sichtweise vom Leben wünsche ich mir meinem neuen Partner gegenüber unbedingt angenommen, ja mehr noch, ich möchte mit ihm gemeinsam wachsen.

Es gelingt mir nicht, etwas zu Papier zu bringen, mit dem ich zufrieden bin und so liegen diese Zettel zur ständigen Überarbeitung neben meinem Laptop.

Mein Leben läuft unverändert weiter.

Ich erfahre immer wieder Konfrontationen mit meinem alten Muster und finde mich in Gesprächen mit Andreas immer wieder in der Position des Opfers. Meine höhere Sensibilität und Annahme über die Funktionsweise unseres Denkens lässt mich zwar den Schmerz erfahren, aber ich entscheide, ob ich leide. Das ist ein großer Fortschritt wenngleich es für mich immer noch einen Unterschied zwischen Theorie und Praxis gibt. Ich merke jetzt bloß schneller, wenn ich ins Leiden rutsche und finde in der Stille den

Weg über Vergebung zurück in meine Mitte. Damit schaffe ich mehr Freiraum für Entwicklung in mir und hoffentlich auch bald im Außen.

Wenn die Gegenwart die Zukunft bestimmt, dann ist es umso wichtiger, dass ich das alte Muster auf irgendeine Weise auflöse. Ansonsten kann es kein Vorwärts geben, sondern immer wieder eine neue Ausdrucksform des Alten.

VERTRAUEN

Das Leben meint es gut mit mir

Wenn die Kinder nach Hause kommen, dann heißt dies stets „in ihr altes Zuhause“. Ein anderes Verhalten entspräche nicht den wahren Bedürfnissen und schließlich habe ich genau aus diesem Grund alles zurückgelassen, alles so belassen, wie es immer war – eben ihr Zuhause. Und doch schmerzt dies am meisten, es fühlt sich so sehr nach Leere an.

Mir fällt dazu meine kleine Lena ein, als ihr Meerschweinchen völlig unvorbereitet starb. Ich sehe sie in Gedanken vor mir, in ihrem Schlafanzug am Esstisch sitzen, aus dem Fenster zu dem Grab von ihrem Nicky schauend. Ihre Tränen laufen, sie isst nichts und fleht um Linderung ihres Schmerzes: „Mama, es tut so weh. Es ist, als wenn ich hier ein großes Loch habe“, spricht sie auf ihren Bauch zeigend. Wir weinen beide, mehr kann ich ihr nicht geben. Das baldige neue Meerschweinchen ist kein Ersatz und gibt ihr nicht zurück, was sie verloren hatte.

Es ist auch nicht die Zeit, die die Wunden heilt. Es ist die Akzeptanz dessen, was ist.

Dieses Verstehen soll ich erst noch erfahren.

Ich kann es so schwer aushalten, meine Kinder im gleichen Ort aber nicht bei mir in meinem neuen „Zuhause“ zu wissen und lenke mich an solchen Tagen massiv durch Telefonate oder Treffen mit meinen Freunden ab. Bücher sind meine beste Zuflucht.

Wir vereinbaren natürlich Treffen, aber es gelingt mir nicht, eine vertraute Atmosphäre herzustellen – eine Art Zuhause. Es bleibt bei meinen Worten, dass auch dies nun ihr Zuhause ist, sie sich einfach wie zu Hause fühlen sollen und weiß doch gleichzeitig, dass es absurd ist.

Erschwerend kommt hinzu, dass ich meinen Gefühlen und meinem neuen Gedankengut immer noch zweifelnd gegenüberstehe – trotz so vieler „Beweise".

Inzwischen ist es Juli 2010.

Ich habe einen sehr produktiven Tag hinter mir, dusche und setze mich mit mir selbst zufrieden an meinen Schreibtisch. Überhaupt, so stelle ich fest, halte ich mich seit meinem Auszug eigentlich nur am Schreitisch oder für nur wenige Stunden Schlaf tankend – zur Besorgnis meiner Freundinnen – im Bett auf. Den Esstisch nutze ich nur zum Frühstück oder wenn ich Besuch erhalte. Ansonsten findet mein Leben im Büro oder unterwegs statt. Ich liebe mein Auto – wir bewegen uns circa fünfzigtausend Kilometer pro Jahr gemeinsam zu den Seminarorten und teilen uns Anspannung und Freude über all das, was uns gelungen ist. Wie anders alles geworden ist, wo ich doch früher das Fahren als anstrengend empfand, so genieße ich jetzt diese Zeit wie einen Ausflug und empfinde keinerlei Belastung.

Ich koche mir einen Tee, zünde mir eine Kerze an und sauge diese so seltenen Momente auf, in denen ich mich auch in meinen Wänden wohlig fühle. Dies ist so ein wunderbarer Augenblick.

Da springen mir meine Wunschzettel wieder ins Auge – ich hatte sie über Wochen vernachlässigt. Ich lese sie nicht durch, sondern schreibe bei

Kerzenschein und leiser Musik einfach alles so herunter, alle drei Themen hintereinanderweg. Diese beiden in dem Moment entstandenen Seiten erstaunen mich beim anschließenden Durchlesen selbst. Das ist wirklich unglaublich, denke ich. Genialer hätte ich es nicht formulieren können, kaum zu glauben, dass ich dies gerade schrieb. Es floss mir so aus der Hand.

Das Telefon klingelt, Violetta ruft an.

Wir beide teilen uns viele gemeinsame Stunden. Sie ist zehn Monate nach mir ausgezogen, was uns den gleichen Freiraum an Unabhängigkeit schafft. Wenngleich ihre Situation eine ganz andere ist, so fühlen wir mit- und füreinander. Wir brauchen einander nicht erklären, wie sich Schmerz anfühlt, wie Schuld, wie Orientierungslosigkeit. Das macht unser Miteinander vertraut. Wir sind beide auf der Suche und finden Tage und Stunden für gemeinsame Verabredungen, die wir gerne als Seelenausflüge bezeichnen.

Während ich den Hörer in der Hand halte und ihren Vorschlag höre, morgen nach Timmendorf zu fahren – das Wetter soll schön werden – sehe ich den Mond hell erleuchtet vor meinem Fenster. Da wir nicht im selben Ort wohnen, verabreden wir uns, uns gleich ganz früh an einer Autobahnraststätte zu treffen und gemeinsam weiterzufahren.

Es wird zu einem festen Bestandteil unserer Freundschaft. Wann immer es möglich ist, gönnen wir uns einen Tagesausflug oder ab und an ein Wochenende am Strand von Timmendorf. Violetta führt es ein, den Tag dort mit einem Gläschen Sekt zu begrüßen – selbst geschmierte Brote liebevoll belegt im Strandkorb genießend – das ist Violetta. Ich stelle den Wagen und komme für die Spritkosten auf und so erweitern wir unsere Ausflüge und unsere Gedanken.

Kurz vor zwölf Uhr überlegen wir in die Ostsee zu gehen, das Wasser ist warm genug. Ich erzähle ihr von meinen nächtlichen Zeilen gestern, die ich mit Tinte schrieb bei Kerzenschein und Räucherkerze. Ich zeige ihr den klein zusammengefalteten Brief. Inzwischen finden wir keines dieser Dinge mehr wirklich komisch und so sagt sie: „Nimm ihn doch mit, du kannst ja immer noch entscheiden, ob du ihn dem Wasser übergibst."

An der ersten Boje rechts neben dem Steg fragt sie: „Und? Was meinst du? Probiere es doch aus", macht sie mir Mut und spricht die Worte, die sie mir auch schenkt, wenn ein schönes Kleidungsstück mein Interesse weckt.

Kurz entschlossen ziehe ich den drei mal drei Zentimeter klein gefalteten Zettel aus meiner Bikinihose, falte ihn auseinander und übergebe ihn dem Wasser.

Welch ein eigenartiges Gefühl erfüllt mich beim schweigenden Zurückschwimmen. „Weißt du was, Violetta? Es fühlt sich so seltsam heilig in mir an." Ihr Blick zeigt, dass sie versteht und ein Lächeln besiegelt dieses besondere Ritual – ein Geheimnis zweier Freundinnen.

Am Ufer angekommen fragt Violetta später, was ich denn geschrieben habe. „Für den nächsten Monat habe ich bisher keinen Auftrag. Ich erbitte dringend eine finanzielle Spritze, damit ich neben den laufenden Kosten auch ein wenig etwas zum Leben habe. Außerdem habe ich mir mehr Aufträge gewünscht, damit fem den Neustart schafft. Auch neue Räume, da ich doch meine Institutsräume zum ersten Oktober gekündigt habe. Ich suche ein Haus, am liebsten mit Garten, in dem ich unten wohne und oben mein Institut ist. Zwei Wohnungen sind zu teuer. Im Grunde sehe ich dies schon vor mir, kenne so eine Möglichkeit bisher aber nicht. Ich würde wegen der

Kinder gerne in Rotenburg bleiben, zumindest, bis Antonia mit der Schule fertig ist.

Dann habe ich mir Hilfe beziehungsweise eine Lösung in meiner privaten Angelegenheit zu Andreas gewünscht.

Und weil ich schon mal dabei war, habe ich mir einen neuen Mann bestellt, so in wenigen Wochen bis drei Monaten wäre ideal.

Dann kam mir noch die Idee, anzufügen, dass dies alles zu meinem Wohle geschehe und zum Wohle aller. Da ich ein wenig Angst habe, dass ich mir mit meinem begrenzten Denker vielleicht etwas wünsche, was mir auf lange Sicht nicht wirklich dienlich ist, habe ich das lieber mit eingebaut."

Es glich einem Kinderspiel zweier kleiner Mädchen, und so war dieses Ritual auch beendet wie ein Spiel eben auch vorbei ist.

Bevor ich an diesem Abend einschlief, machte mich Violetta per SMS darauf aufmerksam, dass es Vollmond sei und fügte einen Smiley an.

Ich schlief vom Mondlicht beleuchtet ein.

Der Montag beginnt wie immer mit dem Öffnen des Postfaches. Jemand mit einer mir unbekannten E-Mail-Adresse bittet um meinen Rückruf. Es handelt sich um die Lebenspartnerin eines Teilnehmers aus einem Seminar in München. Sie und ihr Freund steckten in einer deftigen Beziehungskrise, es sei also sehr dringend und eigentlich könnten sie nur an dem folgenden Wochenende zu mir aus Dortmund hochkommen. Sie fragen an, ob ich sie an den zwei Tagen coachen könnte.

Es war nicht nur ein wunderbares Coaching und ich wurde am zweiten Tag – Gott sei Dank – Zeuge eines berührenden Miteinanders, es deckte auch meine gesamten Kosten für den August.

Diese Tatsache traf mich heftig und ich bleibe gespannt, ob sich nun auch in meinem kräftezehrenden Prozess eine Zauberlösung einstellt. Was die Partnerbestellung anbetrifft, die ist einfach nicht existent – vielleicht weil ich jetzt ganz andere Prioritäten habe.

Ich erhalte einen Anruf von einer Mitarbeiterin eines mittelständischen Unternehmens in unserem Ort. Sie riefe in einer ganz anderen Angelegenheit an, dieses Mal ginge es um Privates und nicht Berufliches. Man wolle in Rotenburg einen neuen Frauen-Lions-Club gründen und dabei hätten sie auch an mich gedacht. Diese Tatsache überrascht mich sehr. Es soll erst einmal ein unverbindliches Treffen geben – ich sage zu, in der Vorfreude, dass ich endlich einmal etwas anderes erfahre als fem und Existenzgründung oder -sicherung sowie private Klärung.

Bei der Veranstaltung ein paar Tage später erkenne ich sehr schnell: Eine Anwältin für Familienrecht ist anwesend und es ist diejenige, die mir bereits mehrmals empfohlen wurde.

Sollte das ein Zeichen sein? Zumindest ermöglicht mir dies ein unverbindliches Gespräch, ohne dass ein Interesse im Vordergrund steht, sich finanziell an unserem Leid zu bereichern – vorerst zumindest.

Ich möchte eine konsequente Trennung von allem, denn nur darin sehe ich die Chance, den Weg zu mir zu finden. Innerhalb aller Verstrickungen und Abhängigkeiten bleibe ich unfrei. Alle brauchen Klarheit, danach kann Neues, in welcher Form auch immer, erst wieder gedeihen.

Erstmals erfahre ich von der Anwältin, dass alle Ausgaben, die Andreas vornimmt, meinen Zugewinnausgleich mildern. Dass es so üblich sei, dass man sich in der Situation schnell einen großen Wagen kaufe und das Geld „verschwinden" lasse, damit anschließend nichts mehr da sei, was geteilt werden könne.

Ich möchte es nicht glauben, wenngleich ich ihre Erzählungen in Bezug darauf, was bei Scheidungen und Trennungen aus taktischen Gründen laufe, auch in meinem Fall bestätigt sehe. Plötzlich begreife ich, dass ich sogar meinen eigenen Unterhalt somit zur Hälfte selbst zahle, die Kinder zwar dem Papa für alle Finanzspritzen und Extras danken, es in Wahrheit zur Hälfte jedoch auch meine Investition bedeutet. All meine neuen Anschaffungen sind damit ebenfalls seine. Ich erfahre, dass nur die Einreichung der Scheidung dem allen einen gesetzlichen Riegel davorschiebt. Danach nämlich werden alle Ausgaben getrennt betrachtet.

Wie gut beraten Andreas war und ist.

Wie ich dieses Vorgehen verabscheue, sich zu informieren, was der andere gegen mich tun könne – wohin sind wir geraten?

Und doch sehe ich keine andere Lösung. Ich bin es leid, mich rechtfertigen zu müssen, mich Andreas in allen Angelegenheiten ausgeliefert zu fühlen – das hat mit Besitz zu tun. Es fühlt sich an, als wenn er darum kämpft, Besitz zu sichern. Das meint nicht nur seinen materiellen Besitz. Ich fühle mich als Besitz, über den er über die finanzielle Abhängigkeit verfügt.

Das ist die eine Seite und andererseits ist immer und immer wieder spürbar, welch eine Herzensangelegenheit ich für ihn bin. Ich sehe den Kampf in ihm, seine Trauer, seinen Schmerz.

Als ihn der Scheidungsantrag erreicht, ist er schockiert. Nie, nie im Leben existierte in ihm diese Realität. Die Juristensprache gleicht einer Rasierklinge in die butterweichen Gefühle.

Ich gerate in ein Fahrwasser, das ich einerseits am liebsten umschiffen will und andererseits weiß ich ganz genau, dass Andreas und ich nur frei weiterleben können, wenn es einen sauberen Schnitt gibt.

Bei allem ist es stets mein Bemühen, den wirtschaftlichen Schaden gering zu halten.

Ich stelle mich dem, was mir so zuwider ist, was ich unter der Oberfläche hielt, so lange es ging, weil es für mich ein so brutales Erwachen bedeutet. In einer emotional so schwierigen Phase kamen diese Tatsachen wie Keulenschläge auf mich zu. Nun bin ich bereit mir auch dies anzuschauen.

Andreas' Steuerberater, dessen Frauenbild ich absolut widerspreche, sagte damals entsetzt zu mir, als er von meinem Auszug erfuhr: „Frau Gärtner, das ist eine Katastrophe. Schon allein aus wirtschaftlichen Gründen dürfen Sie sich nicht trennen."

Wie weit sich Menschen doch vom Mitgefühl entfernen können …

Als ich damals Andreas' Wirtschaftsberater fragte, ob ich meine Lebensversicherung beleihen könne, um Engpässe abzupuffern, da Banken vorsichtig sind und keine Sicherheit haben, erhielt ich die Antwort: „Frau Gärtner, Ihnen gehört nichts, so leid es mir tut. Ihr Mann ist Versicherungsnehmer in allem, Sie sind als Schuldner und Bürge eingetragen."

So eröffnete sich für mich eine Ungerechtigkeit nach der anderen. Ich hatte stets alles im hundertprozentigen Vertrauen unterschrieben. Keine der unendlich vielen Seiten hatte ich durchgelesen. Zu kompliziert und für mich unübersichtlich war diese Finanzwelt und die Paragrafen. Mit fünf Kindern hatte ich andere Aufgaben. So ging ich stets davon aus, dass meine Unterschrift mich in allem zu gleichem Anteil verpflichtet und berechtigt. Nun erkenne ich: Ich bin in allem Bürge oder Schuldner, habe keinerlei Zugang zu irgendetwas. Selbst für seine Praxis, die er sich mit einer Kollegin teilt, hafte ich zur Hälfte.

Auch wenn es für alle so aussieht, dass alles gegen mich läuft, so bewahre ich mir in meinem Herzen immer ein Fünkchen FÜR Andreas. Ich kann mir beim besten Willen nicht vorstellen, dass das, was sich mir hier offenbart, planmäßig oder um diese Konsequenz wissend unterzeichnet wurde. Aber das ist unerheblich und so erfahre ich, dass unser Rechtssystem mit Recht nichts zu tun hat und mit Gerechtigkeit schon gar nicht. Andreas hatte aus Erfahrung eine Strategie entwickelt: Ich gehe immer erst vom Negativen aus, dann bin ich positiv überrascht, wenn es anders kommt. Ich dagegen lehnte und lehne dies ab. Ich will einfach nicht so denken. Ist denn unsere ganze Welt völlig „ver-rückt"?

Wir haben ein Gesundheitssystem, welches nicht den Mensch ursächlich im Fokus hat, sondern die Kosten, welches Ärzte und das Pflegepersonal stets mit einem Fuß an die Klagemauer stellt, ein Bildungssystem, das nur noch Wissen unter immer weniger kindgerechten Bedingungen vermittelt, ein Wertesystem, welches menschliche Werte ausspart …

In mir bäumt sich alles auf, das Spiel ist eröffnet. Mir ist bewusst, dass ich von außen betrachtet als Verliererin hinausgehe. Ich weiß, dass nun eine Phase in mein Leben tritt, in der ich mir genau anschauen darf, was ich mir erschuf. Der Preis für meine Freiheit wird hoch sein – mal sehen, was mein Einsatz von dreißig Jahren wert ist.

Ich möchte die Freiheit erreichen, die ich mit dem räumlichen Abstand leider nicht, wie gehofft, erlangte. Es gelingt mir nicht, Andreas verständlich zu machen, worum es für mich geht. Das hier ist das Spiel von Besitz auf der offensichtlichen Ebene. Auf der Ebene darunter geht es um Wertschätzung dessen, was wir beanspruchen. Geld ist nun mal unsere Ausdrucksform und so durchlebe ich beides: das traurige Spiel des Siegenwollens, des Schlechte-Gewissen-Machens, der Schuldzuweisung. Und ich darf beobachten, welche Zusammenhänge zwischen Geschehnissen und denen daraus zu lernenden Erfahrungen bestehen. Wir bedienen beide genau das, was wir im Grunde nicht wollen – Kampf und Krieg, sowohl in uns als auch in der Abwicklung dessen, was zum konsequenten Schnitt gehört.

Im Augenblick gleiche ich innerlich einem Gummiband, welches oft auf das Äußerste angespannt ist.

Meine Aufträge nehmen langsam zu, sodass ich zeitlich ausgelastet bin, was mir bei meinem schmerzlichen Ablösungsprozess Ablenkung und Bestätigung verschafft. Meine finanzielle Situation hat sich stabilisiert, wenngleich nicht erholt.

Ich kündige meine Büroräume. Der zuständige Makler reagiert verblüfft über den frühen Zeitpunkt, da mein Mietvertrag erst später ausläuft. Diese Einstellung lässt mir das Messer in der Tasche aufgehen und so erkläre ich ihm, dass ich diese Haltung unmöglich finde. Wenn ich weiß, dass ich wechseln möchte, ob Raum oder Job, dann ist es allen dienlich, dies so früh wie möglich zu tun. Er schweigt und fühlt sich persönlich angesprochen. Er habe bisher immer anders gedacht. Er habe zum Beispiel eine Mieterin, der in einem Dreivierteljahr die Wohnung gekündigt werden soll. Der Makler hatte die Absicht, sie erst im gewohnten Kündigungszeitraum zu informieren und ihr dann gleich eine alternative Wohnung anzubieten. Ich sage ihm darauf, dass er ja gerne eine Alternative für diese Mieterin suchen kann, wenn er sie vor die Tür setze – warum auch immer – aber wenn er dies bereits jetzt ausspricht, dann kann sich diese Person schon einmal darauf einstellen und auch privat suchen – das halte ich für fair. Er ist beeindruckt und wir verabreden uns für den nächsten Tag, um persönlich über meine Beweggründe bezüglich der Kündigung zu sprechen.

Ich teile ihm mit, dass mir zwei Wohnungen zu teuer sind und erläutere ihm meine Vorstellungen und Wünsche. Er breitet seine mitgebrachten Unterlagen aus. Er habe gerade eine Doppelhaushälfte – allerdings zum Kauf angeboten bekommen.

Ich kann es kaum glauben, die Räumlichkeiten passen in Bezug auf die Größe, wenn auch knapp, ich würde mich auf das Minimum reduzieren, was mich finanziell erholen lässt und für meine Arbeit ist dort alles gegeben. Einen Partner kann ich bei dieser Variante nicht mit unterbringen, aber der ist schließlich nicht existent, weder faktisch noch gedanklich.

Da ist nur das Problem: Kaufen.

Ich schildere ihm den persönlichen Stand und auf seine Anspielung Zugewinnausgleich ziehe ich das Stoppschild. Ich kann von Glück reden, wenn ich nichts zahlen muss.

Eine halbe Stunde nachdem er gegangen war, erreicht mich sein Anruf. „Frau Gärtner, ich habe mit dem Besitzer gesprochen. Da Sie sich kennen und er sich sehr freuen würde, wenn Sie Nachbarn würden, können Sie es gerne erst mieten mit Vorkaufsrecht."

Nach kurzem Hin und Her ist alles unter Dach und Fach und ich beginne neben Job und Trennung meine Wände dort zu streichen. Die Kinder kommen für ein Wochenende und helfen mir mit.

Ich bin umzugserprobt und weiß in diesem Haus sofort, wo ich was wie hinstelle und freue mich über diese tolle Veränderung. Der absolute Traum ist der Garten – eine Alltagsoase und für meine Angebote im Sommer ein zusätzliches Element, welches zum Abschalten und zur Besinnung einlädt. Mein Lieblingsplatz ist der große Stein unter der alten Kastanie direkt am Teich mit plätscherndem Springbrunnen. Welch ein Ausblick. Auch meine Kinder finden diesen Fleck schön. Sie sehen zunehmend der neuen Realität ins Auge.

Eine E-Mail von einem Unbekannten erreicht mich mit der Anfrage für eine Seminarteilnahme. Er bittet mich um einen Telefontermin zwecks Unklarheiten.

Wir telefonieren wenige Tage nach seiner Anfrage. Leider kommt das von ihm gewünschte Seminar nicht zustande und alle anderen Termine passen nicht für ihn. Tja, dann muss er eben nächstes Jahr einen Termin auswählen, in Kürze werde ich die Termine auf meiner Homepage veröffentlichen. Er lässt nicht locker, er habe meinen Flyer schon so lange auf seinem Schreibtisch liegen, wisse nicht mehr, woher er ihn überhaupt habe und hatte sich dringend vorgenommen noch in diesem Jahr an einem Körpersprachenseminar teilzunehmen, da er das Thema so interessant finde.

Wie es so meine Art ist, platze ich mit meinen Gedanken laut heraus und eröffne ihm die Möglichkeit, mich als Assistent bei Seminaren zu begleiten. Dann sei er allerdings einfach Zuschauer. Ich suche die Termine der bereits geplanten Seminare heraus, bei denen ich eine Assistenz vertraglich mit vereinbart hatte. Zwei Termine passen tatsächlich in seinen vollen Kalender und so verbleiben wir, dass ich ihm die Termine bestätige, sobald ich die Zusage der Auftraggeber bekomme, dass genügend Anmeldungen vorliegen.

Er bedankt sich für dieses tolle Angebot.

Ich freue mich, dass ich ihm, Thomas, eine Freude machen kann.

Zehn Minuten später ruft Regina mich an. Es ist schön, Freundinnen zu haben, die ebenfalls selbstständig sind. Regina hat mich schon auf so manche Dinge hingewiesen, die ich besser lassen oder ändern sollte, weil …

Nach einem kurzen aktuellen Austausch berichte ich ihr von dem interessierten Teilnehmer.

„Das ist jetzt nicht wahr, Gabi, oder?“, höre ich Regina mit der mir so vertrauten Tonlage sagen, wenn ich mal wieder etwas nicht bedacht habe in meinem unprofessionellen Handeln, sondern einfach spontan nach Bauchgefühl gehandelt habe. „Wieso?“, frage ich, mir keiner Schuld bewusst.

„Da hast du endlich einmal einen zahlenden Kunden für ein Tagesseminar und du bietest einem Unbekannten – vermutlich zum Nulltarif – eine Assistenz an.

Weißt du, was er beruflich macht? – NEIN

Weißt du, wie er aussieht? – NEIN

Weißt du, wo er wohnt? – NEIN

Weißt du, wie alt er ist? – NEIN

Gabi, du kannst dich doch unmöglich mit irgendjemandem vorne hinstellen als deine Assistenz. Du musst den Typen doch erst einmal sehen, wissen, wie er ist, welche Ausstrahlung er hat. Das fällt doch alles auf dich zurück. Es dauert so lange, bis du etwas aufgebaut hast, aber kaputt ist es ganz schnell. Das kannst du dir nicht leisten.“

Oh, welch ein Mist. Ich habe nur die E-Mail-Adresse. Ich setze mich also sofort an meinen Laptop und schreibe ihm, dass ich sehr spontan sei und mich gelegentlich selbst überhole. Und unser Telefonat wäre genau solch eine Situation gewesen. Er habe doch sicherlich Verständnis dafür, dass wir uns in irgendeiner Form vorher treffen sollten, ich könne mich nicht so einfach mit jemandem vor eine Gruppe stellen, den ich zuvor noch nie gesehen habe.

Ich höre nichts mehr von diesem Thomas und vergesse diese Angelegenheit. Vermutlich hält er dies für eine Anmache – dann ist das eben so, seine Sache, denke ich.

Vierzehn Tage später erreicht mich eine E-Mail von ihm, dass er gesehen habe, dass ich in Hamburg einen Vortrag halte. Er müsse zwar an dem gleichen Abend noch nach Frankfurt fliegen, aber er versuche, dort aufzutauchen. Gut! Es sind noch vier Wochen bis zu dem geplanten gemeinsamen Seminar.

Erika und Dennis kommen mich besuchen – ich freue mich sehr darauf, hatten wir uns doch in München so gut verstanden. Außerdem stellt dies in Aussicht, wieder einmal im Feld zu lesen – zu üben und Fragen zu stellen.

Wir sitzen plaudernd an meinem Esstisch, als Dennis mit gesenktem Kopf und geschlossenen Augen sagt: „Gabi, da steht ein Mann für dich vor der Tür." „Was?", entfährt es Erika und mir gleichzeitig. „Ja, aber du bist noch nicht bereit." „Doch, bin ich. Ich habe ihn mir ja sogar bestellt", fällt es mir in diesem Augenblick wieder ein. „Kann ich etwas tun?", frage ich. „Dich öffnen." – „Das tue ich doch." – „Tust du nicht. Er ist deutlich jünger als du." „Das geht gar nicht", höre ich mich wie aus der Pistole geschossen entgegnen.

Inzwischen hat auch Erika die Augen geschlossen. Sie braucht wie ich ein wenig Zeit und Ruhe, um sich in diese Phase zu atmen, während Dennis vieles einfach so „raushaut".

„Oh, Gabi, ich kann ihn sehen. Boah, sieht der gut aus. Diese Augen, ich mag gar nicht wegsehen. Ja, er ist jünger." „… so fünf bis acht Jahre", ergänzt Dennis. „Er ist groß, sehr groß", fährt Erika fort, „und irgendetwas ist mit seinen Händen. Ich weiß nicht, ob er damit etwas Besonderes macht, die stehen jedenfalls im Vordergrund. Oh, Gabi, was für ein hübscher, gut aussehender Mann." Dennis mischt sich ein, sie solle sich nicht so da reinsteigern. Ich mische mich ein, um kein Beziehungsdrama aufsteigen zu lassen: „Werde ich ihn treffen?“ „Ja, schon bald, aber ihr erkennt euch nicht, wenn du nicht bereit für ihn bist“, antwortet Dennis.

Wir beenden das Lesen im Feld, denn es kommen keine weiteren konkreten Hinweise. Wir diskutieren noch, was genau Dennis wahrgenommen hat in Bezug darauf, dass ich noch nicht bereit sei.

Jünger, das habe ich so gar nicht in Betracht gezogen. „Du meine Güte, der passt ja besser zu meinen großen Töchtern.“ „Na ja, wenn du das denkst“, sagt Dennis, „dann ist es so.“

Erika macht mir Mut und ich solle ihr dann unbedingt berichten, ob er wirklich so gut aussieht.

Nachdem sie fahren, fällt mir die Sache mit diesem Thomas ein. Wann ist die E-Mail hereingekommen, und wann habe ich die Bestellung aufgegeben? Das kann nicht sein. Seine Nachricht traf am zehnten August ein, vierzehn Tage nach dem Tag in Timmendorf. Ich hatte eine Zeitspanne von einigen Wochen bis drei Monaten für meinen Wunsch terminiert. Unser erstes Seminar ist der fünfzehnte Oktober. Mein Herz legt an Schlagkraft zu und meine Gedanken überschlagen sich. Das gibt es nicht. Ich schalte sofort meinen Laptop ein und gebe in der Suchmaschine unter Bilder seinen Namen ein.

Tatsächlich tauchen zwei Gesichter auf – ein älterer Herr und ein, ja, wie soll ich sagen, ein Gesicht, was mich fesselt. Nicht nur, dass dieser Mann ein attraktives Aussehen hat, da ist etwas in seinen Augen, das mich sehr eigenartig berührt.

Ich bin zu pragmatisch, um hier in Spinnerei zu verfallen. Ich leite dieses Foto an Erika weiter mit der Frage: „Ist er das?"

Morgen ist der Vortrag in Hamburg. Jetzt bloß auf dem Teppich bleiben.

Erikas Antwort erreicht mich noch vor dem Frühstück: „Mensch Gabi, das ist ja unheimlich. Ja, das ist er, aber er ist ein bisschen älter als da auf dem Foto und seine Haare sind jetzt etwas kürzer. Ruf mich bitte an, wenn du ihn gesehen hast – das ist ja richtig aufregend."

Komisch, denke ich, ich bin neutral unbeteiligt in meinem Gefühl und so fahre ich zusammen mit Violetta und Lena nach Hamburg, um meinen Vortrag zu halten.

In mir ist die normale Nervosität, wie ich sie von beinahe jedem Angebot gewohnt bin. Es ist eine ganz kleine Runde und da kommt Thomas mit seinen 1,92 Metern durch die Tür, die Haare kürzer und er sieht reifer aus als auf dem Foto. Seine Hände sind keine „Bürohände".

Er unterhält sich vor meinem Vortrag mit Lena – sie und Violetta wissen, dass ich ihm die Seminarassistenz zu den bevorstehenden Seminaren leichtsinnig angeboten hatte und ich ihn wenigstens einmal vorher sehen wollte.

Der Vortrag beginnt. Nach der Vorstellung meiner Person frage ich gewohnheitsgemäß, ob jemand darüber hinaus noch etwas über mich wissen möchte. Thomas äußert seine Bitte: „Ich habe auf deiner Internetseite gelesen, dass du eine Nahtoderfahrung hattest, magst du davon erzählen, falls es für die Gruppe in Ordnung ist?"

Lenas und meine Blicke treffen sich. Erst ein Mal habe ich im Rahmen meines Abendangebotes „Blickrichtung“ von meiner Nahtoderfahrung berichtet. Meine Berührtheit hatte ich nicht unter Kontrolle und ich war damals froh, dass Lena mir zur Seite stand. Zu dem Zeitpunkt war ich darauf vorbereitet, hier und jetzt jedoch nicht. Die Gruppe stimmt zu und ich setze mich den Kreis schließend, um zu berichten. Ich wähle eine Kurzfassung, bemüht die mir bekannte emotionalste Stelle zwar berührend, aber möglichst ohne mich zu verlieren zu erzählen. Die Aufmerksamkeit ist groß und ich froh, als es vorbei ist und ich zum Thema übergehen kann.

Der Abend ist interessant, Thomas für die Assistenz bejaht. Zu keinem Moment verirren sich meine Gedanken bei ihm. Da ist nichts an Gefühl.

Auf der Rückfahrt sagt Violetta: „Das war ein komischer Abend, Gabi. Ich habe den Eindruck, diese Veranstaltung galt nur dem Treffen von Thomas und dir.“ Wir lassen es so stehen.

Per E-Mail bedankt sich Thomas für meine Beantwortung seiner Frage bei dem Vortrag und für den wunder-vollen Abend. Seine Zeilen sind andere als ich sie sonst erhalte. In ihnen kommt Wertschätzung und Sensibilität herüber in einer sehr feinen Formulierungsweise.

Das Seminar am 15. Oktober wird wenig später bestätigt und er bekommt seinen Wunsch erfüllt – er wird noch in diesem Jahr an einem Seminar über Körpersprache teilnehmen.

Inzwischen steht mein Umzug an, alle Wände sind gestrichen. Meine letzten vier Wochen begannen morgens stets mit dem Schleppen vollgepackter Kartons, die nach meinem Arbeitstag in der neuen Wohnung gleich ihrem jeweiligen Raum zugeordnet wurden. So befinden sich alle im Pkw zu transportierenden Sachen bereits an Ort und Stelle und der eigentliche Umzug von Büro und Privatwohnung geschieht an einem einzigen Tag.

Lieber wäre ich zu einem späteren Zeitpunkt umgezogen, doch die doppelten Mietbelastungen erspare ich mir lieber und nutze sie sinnvoller in Form von Neuanschaffungen.

Eine Freundin und ihr Mann stellen mir ihren Kleintransporter zur Verfügung und helfen zusammen mit Julia und ihrem Mann tatkräftig mit.

So ist am Sonntagabend alles innerhalb von sieben Stunden in meinem neuen Zuhause und bereits am Mittwoch findet das erste Seminar statt. Es sieht alles so aus, als wohnte ich seit Wochen hier. Die einzige Ausnahme stellt das fem Büro dar. Der Schrank verspätet sich um zehn Wochen und so suche ich in systematisch sortierten und auf dem Boden aufgereihten Kartons kriechend nach Ordnern und dem Seminarbedarf.

In solchen Phasen laufe ich zur Höchstform auf, alle Ressourcen werden ausgeschöpft und es erfüllt mich mit Freude, das Ergebnis meiner perfekten Planung und Organisation vollendet zu betrachten.

Auch wenn ich mich oft in dieser Zeit sagen höre wie sehr ich mir eine Auszeit wünschte, so ist es mir wichtiger, zügig aus allen Kartons heraus zu sein und mich angekommen zu fühlen.

Und auch dieses Mal (be)wirken meine Gedanken – mein Wunsch geht in Erfüllung: Ich erhalte vier Tage nach meinem Einzug eine schwere fieberhafte Bronchitis, die mich uneingeschränkt an mein Bett fesselt.

Der Husten schmerzt sehr in meinem Brustkorb und ist lästig. Ich bin nicht in der Lage, mir meine Medikamente aus der Apotheke zu holen – eine neue Erfahrung: um Hilfe bitten.

So verordnet mir das Universum, mein höheres Selbst oder einfach mein Körper Zeit und Ruhe zum Ankommen.

Mein Bett erlaubt mir den wunderschönen Blick auf weite Felder hinter meinem Garten. Der große, nur wenige Meter entfernte Kastanienbaum und ich bilden eine Einheit, denn auf ihn ist in diesen vier Tagen Bettruhe mein Blick gerichtet. Wie eine Dauermeditation, aus einem Trancezustand heraus beobachte ich mehr oder weniger fiebernd viele unterschiedliche kleine Vögel und Tauben, die die kraftvolle Pracht dieses Baumes für sich nutzen. Die sich färbenden Blätter leuchten in der Sonne, rauschen im Wind, lassen die Feuchtigkeit der Regentropfen glitzern und rufen in mir ein Gefühl der Dankbarkeit hervor.

Wie sehr sich doch vieles fügt, einfach geschieht … mit oder auch ohne unser Dazutun. Muss diese Anstrengung immer sein? Muss es immer uneingeschränkt vorwärtsgehen, sind Pausen dabei nicht vorgesehen?

Rational sind diese Fragen keine Fragen und die Antworten liegen auf der Hand. Hier aber führen wir – mein Baum und ich – ständige Dialoge über die Ebene von Emotionen.

Was zeigt uns die Natur? Dieser Baum ist riesig und uralt. Seine Blätter bereiten sich auf den Winter vor – darauf, sich zu lösen. Die Natur zieht sich in den kalten Monaten zurück, stellt ihr Wachstum im Außen ein, alle Lebensenergie und -säfte ziehen sich in die Erde zurück. Dort unten in der

Erde ruht nichts, auch wenn winterliche Stille diesen Anschein hat. Hier bereitet sich der Baum vor, um im nächsten Frühjahr mit kraftvollem Grün das neue Jahr zu begrüßen, mit Wachstum fortzufahren.

Und wir Lebewesen „Mensch“ fordern unaufhörliches Wachstum, niemals Stillstand – dies käme einer Katastrophe gleich. Die Natur lehrt uns, dass wir in Abständen ein Wachstum im Inneren benötigen, um uns im Außen immerwieder neu zu entfalten.

Hier liegend fühle ich Frieden und Demut dem Leben gegenüber. Wie wunder-voll es ist, ich es nur so wenig sehe, weil ich so beschäftigt bin – sein muss. Wirklich?

Dieses Wort MUSS! Muss ich wirklich? Was muss ich wirklich?

Dieses Wort erzeugt Druck, ich weiß es und entdecke, dass es immer mehr in mir durch WILL und DARF ersetzt wird. Wer ist es, der hinter dem Muss steht, welcher Fremdbestimmung liefere ich mich aus? Gibt es da überhaupt jemanden oder unterliege ich einfach nur Glaubenssätzen, weil MAN das eben so macht. Wer ist „man“?

Wie weit haben wir uns von uns entfernt, nehmen vorrangig wahr, was von uns entfernt ist? Richten unser Augenmerk vermehrt auf alles andere und sehen uns so eingeschränkt. Sind wir nicht unser eigener größter blinder Fleck? Wie anonym sind wir inzwischen, wenn wir nicht mehr „ich“ oder „wir“ sagen.

Besonders fällt es mir bei meinen Feedbackrunden zum Seminarende auf: „Man konnte ganz schön viel mitnehmen“, äußern sich dankbare Teilnehmer. „Und Sie?“, frage ich konkret.

Und ich? Was genau will ich oder muss ich? Irgendetwas von innen heraus schiebt mich. Es ist ganz sanft, aber immer da, wenn ich bei mir bin.

Was unsere Sprache wirklich ausdrückt: bei mir sein – nicht außer mir.

Hier liegend finde ich Zeit, keine Ablenkung, denn nicht einmal zum Lesen habe ich Kraft – einfach nur sein. Und wenn ich diese Auszeit schon einmal erhalte, dann möchte ich bewusst SEIN, mich erfahren, als die, die ich wirklich bin.

Jeder bekommt, was er verdient – wie du in den Wald hineinrufst, so schallt es zurück, so sagt der Volksmund. Ich liebe inzwischen diese Wortspiele, entdecke die Tiefe und Weisheit, die in unserer Sprache Ausdruck findet – wir brauchen uns und anderen nur bewusst zuzuhören.

Immer mehr begreife ich, dass es für mich wichtig ist, meinen Gedanken auf die Spur zu kommen, denn diese gestalten, erschaffen mein Leben. Ich strenge mich sehr an die Gegenwart genau zu erfassen, denn hier richte ich mich für das Zukünftige aus. Wie sehr unser Denker doch die Vergangenheit parat hat und uns die Zukunft schon gleich wahrmachen will.

Ich tauche ein in eine mir so lieb gewordene Metapher:

Im Kino sitzend weiß ich, dass hinter mir ein Lichtprojektor ist, aus dem weißes Licht strahlt. Alles, was ich dort auf der Leinwand sehe, entsteht aufgrund der einzelnen Bilder, die sich vor dem weißen Licht in bestimmtem Tempo und festgelegter Reihenfolge abspulen. Ich sitze zwischen der Lichtquelle und der im Grunde weißen Leinwand. Obwohl mir der Vorgang der Bildproduktion bekannt ist, die Illusion bewusst ist, so erfahre ich hier sitzend die unterschiedlichsten Gefühle von freudiger Euphorie bis hin zu tränengerührter Traurigkeit, Angst und Schrecken, Hoffnung und Enttäuschung – alles kann hier stattfinden und ich sitze nur im Kino.

Ist so mein Leben zu verstehen? Ist die weiße Lichtquelle Bewusstheit, die weder wertet, noch urteilt – unser Zustand als Neugeborenes und Kleinstkind? Der Film unser sich bildendes Ego, was sich zusammensetzt aus Erfahrungen, Wissen, Charakter, kulturellem Hintergrund, unsere Gedanken auf einer zunächst leeren Filmrolle … ist dieser Film unsere Brille, durch die wir unsere Welt sehen, unsere Realität, die wir zur allgemeingültigen Wirklichkeit verzerren? Ist dies der Schöpfungsprozess, das, was sich dann auf unserer Leinwand als das LEBEN zeigt?

Ist mit „freier Wille“ gemeint, dass wir selbst den Film bestimmen, den wir dann als Wirklichkeit erfahren?

War meine Nahtoderfahrung ein Blick hinter den Film, raus aus der Illusion – dem alten selbst konstruierten Blickwinkel? Was ist die Realität – die Lichtquelle – bin ich eine Energieform und Bewusstheit? Der Film – bin das ich, mein Denker, der sammelt und aneinanderfügt? Der Kinobesucher – ist er derjenige, der dem Geschehen ausgeliefert ist und nun mit allen Konsequenzen da durch muss? Oder die weiße Leinwand – ist sie es, die sichtbar werden lässt, was ich auf tieferer Ebene beabsichtige?

Welche Gedanken … Spinnerei oder ein Schlüssel der Erkenntnis.

Ich beschließe wieder mehr Freiraum für mich einzurichten und auch während der seminarreichen Monate Zeit zur Meditation zu finden – mich zwischen der Lichtquelle und den vielen sich wiederholenden Bildern und Gedanken auszuruhen, bei mir zu sein.

Es gelingt mir nur schwer, in meinem Trennungsprozess und den damit verbundenen Existenzängsten etwas Selbsterschaffenes zu sehen. Und doch weiß ich, dass es irgendwie so ist. Es ist so unbeschreiblich mühsam, auch nur einige Millimeter von meinem Blickwinkel abzuweichen – in gedanklicher Theorie ja, aber in der praktischen Umsetzung empfinde ich mich als Amateur.

Eines wird mir immer klarer: mein Wunsch, dass ich mein altes Leben, das Leben vor der Nahtoderfahrung, zurückerhalte, widerspricht dem Lebensprinzip. Eine Erfahrung, Erkenntnis, ja Gewissheit lässt sich nicht auslöschen. Vielleicht verdrängen, aber wofür? Leben ist Veränderung, ein sich ständiges Erfahren.

Ich setze mir kleinere Meilensteine und übe mich darin, mich weniger anzuklagen, mir vielmehr ein liebevoller Berater zu sein. Dies erlebe und genieße ich in der Stille.

Meinen privaten Zustand empfinde ich als Bremse. Auch wenn es so sicherlich viele, viele Jahre weitergehen könnte – ich fühle mich unfrei und abhängig.

Durch meinen eingereichten Scheidungsantrag werde ich mit unendlich vielen Schreiben konfrontiert, dessen Bedeutung ich selten beim ersten Durchlesen erfasse. Die Kosten für meine „Übersetzer", den Steuerberater und die Anwältin, lösen oft schlaflose Nächte aus. Mir gelingt weder die Verdrängungstaktik noch kann ich behaupten, dass ich bedingungslos dem Leben vertraue, so sehr ich dieses in „meinen Film" einzubauen versuche.

Es geht langsam auf Weihnachten zu, das Fest der Liebe und alle Kinder werden vor Ort sein. Ich schiebe diese Tage geballter Emotionen schnell zur Seite. Wie gut, dass ich meine mich ausfüllende Arbeit habe.

Das Seminar mit Thomas als Assistenz steht nun an. Das Treffen am Abend vor der Veranstaltung gestaltet sich unkompliziert und sehr freundschaftlich. Wir tauschen uns bei einem Spaziergang sehr persönlich aus. Ob er wirklich der Mann meiner Bestellung ist? Bis auf sein Alter und die Größenangabe, die ich bei meiner Bestellung schlichtweg vergessen hatte, scheint vieles zu passen – soweit ich das nach dem ersten Kennenlernen sagen kann.

Er ist selbstständig, spezialisiert auf Implantologie. Sein Tätigkeitsfeld befindet sich vorrangig im Ausland – sein Wohnsitz in der Nähe – ist einfach nur ein Umschlagplatz seines Kofferinhaltes. Verständnis für meine zeitlich flexible und mobile Arbeit kann ich bei ihm voraussetzen, und ich finde ihn ausgesprochen nett, fühle mich sehr wohl an seiner Seite. Allerdings meide ich bei unserem Spaziergang den Blick in spiegelnde Fensterscheiben. Unser Größenunterschied gibt ein komisches Bild ab – was auch in den Gesichtern der uns entgegenkommenden Flaneure seinen Ausdruck findet.

Beim Seminar erfreut es mich, wie flexibel und umsichtig patent er sich einbringt – als seien wir ein eingespieltes Team. Hier wird deutlich, wir sind beruflich beide selbstständige Einzelkämpfer.

Kämpfer? Darüber will ich mir noch genauer klar werden, denn wenn ich dies denke, dann ist der Umstand, dass so viel Kampf in meinem Leben ist, von mir selbst erschaffen? Tickt so das Leben, das Gesetz der Resonanz?

Ich bringe Thomas nach Abschluss des Seminars zum Bahnhof und er freut sich auf das in drei Wochen folgende Einführungsseminar Körpersprache – leider erfolgt es für ihn in der falschen Reihenfolge, doch ist dies eben die einzige Möglichkeit für ihn, noch in diesem Jahr bei meinen Angeboten Körpersprache kennenzulernen.

Auf der Rückfahrt schweifen meine Gedanken zu ihm ab und aus heiterem Himmel überkommt mich eine Lawine der Angst und Traurigkeit. Wenn er der Mann ist, den ich ersehne, dann bedeutet dies, mich auf etwas Neues einzulassen, zu vertrauen. Da sind sie wieder, meine Zweifel, meine Schuldgefühle.

Ich flehe zu Gott: Bitte gib mir ein Zeichen. Ist dies der Mann, dem ich mich anvertrauen darf?

Noch erkenne ich nicht, dass mein Vertrauen zu mir vorwiegend denkender Natur ist. Ich glaube bereits zu verstehen und mich im Prozess der Umsetzung zu befinden. Doch meine Annahme, dass die Entscheidung, zu vertrauen, von meinem Gegenüber abhängt, birgt immer noch die Möglichkeit, abgehängt zu werden.

Ich schiebe den Gedanken beiseite – fühle mich noch nicht wirklich für eine neue Beziehung bereit – es erscheint mir mehr wie eine romantische Sehnsucht.

Die Monate Oktober und November sind sehr arbeitsreiche Zeiten und so ist mein Alltag gut ausgefüllt. Mein anstehendes Seminar mit Thomas in

Frankfurt stellt bei allen Terminen ein Highlight dar – ich freue mich darauf. Wir verabreden, dass er am Tag zuvor nach Rotenburg kommt und wir gemeinsam dort hinfahren.

Fünf Tage vor der Veranstaltung erreicht mich die Nachricht, dass eines der angekündigten Unternehmen seine Anmeldungen zurückzieht, da krankheitsbedingte Engpässe den Betriebsablauf erschweren. Die Veranstaltung wird storniert.

Das kam so noch nie vor. Ich leite diese E-Mail unter Zeitdruck an Thomas weiter, mit dem Kommentar: „Was nun?“

Ich befinde mich in dem Moment kurz vor der Abfahrt zu einem Wochenendseminar.

„Oh, da haben wir wohl eineinhalb Tage Auszeit spendiert bekommen. Willst du trotzdem noch nach Frankfurt?“, erreicht mich seine Antwort per SMS.

Nein, das will ich nicht.

Es scheint für uns beide vollkommen klar, dass wir diese Zeit gemeinsam verbringen, einfach so.

Und so bitte ich ihn, für uns einen Ort auszusuchen, an dem wir spazieren gehen können, an dem wir Zeit für Entspannung und Ausruhen finden, der nicht so weit von unseren Wohnorten entfernt liegt.

Wenige Stunden später erhalte ich seinen Vorschlag per SMS:

„Was hältst du von Timmendorf?“ Mich trifft der Schlag – das Zeichen, worum ich bat, kann nicht deutlicher sein. Er weiß nichts von meiner Bestellung, die ich vor etwa drei Monaten dort aufgab – das kann doch kein Zufall sein.

„Gerne, suche du bitte eine Unterkunft“, erwidere ich seine Frage.

„Doppelzimmer oder Einzelzimmer?“, kommt die SMS zurück. Ach du Schreck – oh nein, oh doch, keine Ahnung.

Ich antworte diplomatisch – eigenständig, ohne dem damaligen Angebot von Lukas zu folgen: „Mama, ruf mich einfach an und frag mich, was ein Mann mit seinen Worten wirklich meint.“ Hier bin ich mir ganz sicher, dass ich es richtig verstehe und antworte: „Entscheide nach deinem Gefühl!“

Kurze Zeit später teilt er mir per SMS das gewählte Hotel mit und ich frage zurück: „Doppelzimmer oder Einzelzimmer?“ Daraufhin erhalte ich zwei Smileys. Na dann …

Positive Überraschungen liebe ich und so freue ich mich darauf, diesen Mann kennenzulernen.

Ich fahre am verabredeten Tag los, um ihn abzuholen – eine komische Vorstellung, eventuell eine gemeinsame Nacht zu verbringen mit jemandem, den ich so kurz, wenn auch nicht flüchtig kenne.

Es ist ein neues Gefühl für mich, einen Mann meinen Wagen fahren zu lassen. In Timmendorf angekommen parkt er den Wagen direkt in der Nähe der Strandpromenade und schlägt erst einmal einen Blick zum Wasser vor, bevor wir später im Hotel einchecken. Er geht mit mir direkt zur Aussichtsplattform neben der Seebrücke. Unser Blick fällt direkt auf die Boje, bei der ich den Zettel ins Wasser gab. Thomas stellt sich hinter mich, seine Arme umschließen mich und er sagt: „Wie schön, dass es dich gibt.“

Da beichte ich ihm, dass ich ihn dort, wo unsere Augen jetzt gerade hinsehen, wohin er mich geführt hat, genau der Ort ist, an dem ich mir einen Partner an meiner Seite wünschte und „in Auftrag“ gab.

Es folgt ein langer, wunderschöner Spaziergang und natürlich eine Erklärung meinerseits, was ich damit genau meine.

Thomas schenkt mir diese Auszeit nachträglich zu meinem Geburtstag und damit mehr als nur eine Hotelübernachtung. Unser Miteinander gleicht einem Seelentreffen, einem Wiedersehen aus einer anderen Zeit, an die wir uns so nicht mehr erinnern. Es gab keine Phase der Verliebtheit, kein Vorgeplänkel, kein Werben, sondern sofort tiefe zärtliche Verbundenheit.

Später, in inniger Umarmung auf dem Bett liegend, nehme ich ein Bild wahr, das ich bereits in tiefer Meditation schon mehrmals sah.

Ich sehe mich als einen kleinen circa drei Jahre alten Jungen an der Hand eines alten in brauner Kutte gehüllten Abtes. Mein Herz kann den Schmerz nicht ertragen, von meiner liebenden Mutter getrennt zu werden. Ich wurde verkauft und mein Blick geht immer wieder zu meiner in der Hütte stehenden jungen bildschönen Mutter. Immer kleiner werdend sehe ich sie, nur noch ihre Silhouette. Ich versuche nicht mich loszureißen, meine kleinen Schritte schaffen kaum mit dem Schritt des Mannes mitzuhalten. In welcher Not muss meine Mutter sein, der Schmerz lässt mich verstummen.

Und hier schaue ich in ein Gesicht, spüre Liebe in einer vollkommen anderen Intensität. Da verschwimmen plötzlich und unerwartet Thomas’ Konturen und sein Gesicht nimmt die Gestalt der jungen Frau von damals an. Ich höre ihn mich sanft küssend sagen: „Endlich haben wir uns gefunden“ –

ohne zu wissen, welche Entdeckung ich gerade mache – es bleibt vorerst mein Geheimnis.

Thomas plant sich eine vierwöchige Auszeit zu nehmen, sein Kalender lässt ihm keinen Freiraum auf der Suche nach sich selbst.

Ich wünschte mir wahre Liebe in Freiheit und darf bald entdecken, dass ich überhaupt nicht begriffen habe, was ich damals nach schamanischem Brauch zu Wasser gab.

Meine SMS und E-Mails an ihn lassen aus meiner Sicht lange auf Antwort warten. So ertappe ich mich dabei, wie ich meine Zeitfenster für ihn freizuhalten beginne und Enttäuschungen unvermeidbar sind, wenn er seine Freiräume anders wählt, als im Zusammensein mit mir. Dies sei nicht gegen mich, sondern für ihn eben wichtig.

Meine Freundinnen meinen es gut mit mir und bedienen meinen Zweifel an dieser Beziehung: So sei das doch keine Beziehung!

Unser Miteinander ist eine gefühlte Achterbahn von wunderschönen Momenten und immer intensiveres Zusammensein, ein wunderbares Verstehen – nur vergrößern sich die Abstände unseres Wiedersehens parallel zu unseren positiven Gefühlen zueinander. Ich spreche dies immer wieder an und weiß, dass es ihn nicht besonders beglückt. Es geht mir um Klärung, was Beziehung für ihn darstellt … Erst später erkenne ich den tieferen Sinn in genau dieser Form unseres Zusammenseins.

Das Leben zeigt mir, wie gut für mich gesorgt ist und ich tue mich so schwer herauszufinden, weshalb ich trotz all dieser Zeichen so viele Fragezeichen setze, mich ängstige. Aber ich tadle mich weniger für mein Unvermögen und übe mich im Vertrauen.

Die nun laufende Scheidung geht ihren Gang und ich verabscheue das gesamte Notwendige darum herum. Es entzieht mir viel Energie.

Ich glaube, dass es Andreas ähnlich geht, wenngleich aus der Opferhaltung heraus. Ich bin hier ganz klar der Täter, weil er mich nach wie vor liebt und mein Handeln nicht versteht. Und so steigt er auf das von mir gewählte Spiel „juristische Unterstützung" ein.

Er bittet um einen Termin, damit wir unseren Hausrat trennen. Es muss sein und ich wünschte es bereits hinter mir zu haben.

Wir treffen uns und gehen Zimmer für Zimmer durch das Haus. Sein Schmerz ist dicht spürbar, so sehr er auch um Sachlichkeit bemüht ist. Wir kennen uns eben gut nach beinahe dreißig Jahren Ehe.

Ich möchte fast nichts mitnehmen, habe gar keinen Platz und denke dabei stets an unsere Familie. Hier in diesem Haus befinden sich die Kinderzimmer, hier ist ihre Anlaufstelle und da macht es keinen Sinn, das Geschirr auseinanderzureißen. Einer von uns muss sich einen neuen Bestand anschaffen. Bei unseren Gläsern erbitte ich einige von unseren besonderen Gläsern – denn ich möchte gerne Erinnerungsstücke mitnehmen. Da erklärt mir Andreas, dass es seine Geburtstagsfeier war, an der wir diese erhielten. Diese Aussage wiederholt sich noch bei anderen Dingen und ich habe kein Bedürfnis überhaupt eine Teilung vorzunehmen.

Das Einzige, worauf ich beharre, ist das dreiteilige Bild im Flur, das, welches wir in Berlin kauften. Gerne erinnere ich mich an diese Ausflüge. Wir haben den Wandel Berlins nach der Wiedervereinigung von Ost und West sehr bewusst miterlebt und dort viele schöne Stunden auch mit unseren Kindern erfahren.

Andreas bemerkt anscheinend, dass er zwar eine Hausratteilung vorschlug, aber nicht teilen möchte. Er schweigt zu meinem Wunsch, als habe ich ihn nicht ausgesprochen. So nehme ich den Toaster mit, eine Stehlampe, einige kleine Plastikschüsseln. Ich kämpfe nicht.

Andreas erstellt eine Liste unseres Hausrates und bittet mich um die Nennung eines Geldbetrages für alles Aufgestellte. Die ausgemachte Summe ist nicht der Rede wert im Vergleich zu dem, was in Andreas' Bestand bleibt und was mich die Neuanschaffung kostet. Für mich ist es eben der Preis, den ich für meinen Schritt zahle.

Ich merke nicht, dass diese Haltung immer noch Ausdruck meiner Selbstanklage ist. In dieser Phase führt mein Denker Regie – ich folge ihm, indem ich die Trennung endgültig vollziehe, aber im Herzen fühle ich mich noch schuldig, wenngleich mein Kopf schon begriffen hat, dass es keine Schuld gibt.

Andreas weiß um meine Art zu denken und zu fühlen und weiß, dass ich ihn nicht herausfordere, dass Strenge oder Worte der Betroffenheit von ihm mich an die Wand drücken. Ich will diese Ebene nicht und auch er hat gelernt und vermeidet Eskalationen. Dieses Verhalten können wir kaum als Kommunikation bezeichnen – es geht um Schadensbegrenzung. Wir möchten uns gerne mitteilen, begreifen und verstehen, aber die letzten Gespräche zeigten, dass wir stark verunsichert sind, nicht wissend, wer sich hier eigentlich wie verändert hat.

Da Weihnachten vor der Tür steht und ich meinen Tisch gerne schön decken möchte, beschließe ich meine begonnene Geschirrsammlung aufzustocken. Zum Geburtstag hatte ich von Andreas ein iPad bekommen. Das Schönste daran waren alle von ihm eingescannten Familienfotos. Wie viel Zeit er darauf verwandt hatte. Da alle Fotoalben von ihm über all die Jahre erstellt wurden, bleiben sie in seinem Besitz und so ist diese Kopie für mich ein wichtiges Dokument unserer Vergangenheit. Ich kann dieses iPad nicht wirklich praktisch nutzen und es fühlt sich nicht nach meinem an, sondern nach seinem. So biete ich es Patrick, Lenas Freund an. Er überspielt mir alle Fotos auf CD und kauft es mir ab. Von dieser Summe kann ich so viele Teller kaufen, dass ich zu Weihnachten einen festlich gedeckten Tisch mit einheitlichem Geschirr habe.

Andreas ist zu Recht sehr enttäuscht und ich weiß dies auch. Er bietet mir sogar an, mir das von Patrick erhaltene Geld zu geben, nur damit ich sein Geschenk behalte. Aber ich will es nicht, will hier mit Gewalt eine Klarstellung unseres Getrenntseins. Ich möchte nicht einerseits Dinge nicht zugestanden bekommen, die mir genauso gehören wie ihm, denn wir feierten beinahe nie meinen Geburtstag und wünschten uns zu Festen stets etwas Ergänzendes für unseren Haushalt. Ich will einfach nicht mehr das Gefühl haben, dass er bestimmt. Mit der Weitergabe an Patrick bleibt dieses iPad in der Familie, das fühlt sich wertschätzend an und die gescannten Fotos berühren mich dankend und verbindend, nicht das iPad.

Ich spreche das dreiteilige Bild erneut per E-Mail an und erhalte die Antwort: „Ich habe darüber nachgedacht. Anfangs dachte ich, dass es mir gehört und ich es nicht weggeben kann und will. Ich habe es in Berlin entdeckt, ich habe es bezahlt, ich habe den Platz in unserem Haus dafür gewählt und ich habe es angebracht. Nun bin ich aber froh, dass ich es dir reinen Herzens geben kann."

Da hätte ich am liebsten geantwortet: „Behalte all deinen Besitz, nur mich, über mich kannst du nicht verfügen." Aber ich möchte dieses Bild so sehr, das einzige wirkliche materielle Erinnerungsstück, was Bestand hat und kein Gebrauchsgegenstand ist – bin ich es nicht wert, dass er gerne teilt?

Doch ich weiß, dass er mich wertschätzt und ich weiß auch, dass er sich in der Rolle des Gebers zu Hause fühlt, es ihm damit gut geht. Hier aber bestimmt das Gesetz, dass mir die Hälfte zusteht.

Ich antworte, dass ich das Bild nach Weihnachten hole, damit es für die Kinder zum Fest vertraut bleibt.

Antonia kommt über Weihnachten für sechs Wochen aus Australien zu Besuch. Wir holen sie gemeinsam ab und treffen uns als ganze Familie zum Brunch bei mir. Danach zieht sie für diese sechs Wochen in ihr Zuhause. Ich kaufe schönen Weihnachtsschmuck und erfreue mich bei allen Kosten daran, dass es auch eine Chance ist, alles neu und anders zu gestalten. Nach vielen Rundmails innerhalb der Familie einigen wir uns darauf, dass wir Heiligabend bei mir brunchen und alles andere dann bei Andreas stattfindet. Ein schwerer Gang für mich, im mir fremd gewordenen Zuhause, das Fest zu feiern, was immer Ausdruck unserer besonderen Familienverbundenheit und Liebe zueinander war.

Ich schlage Antonia einen Termin vor, um ihren alten Kaufmannsladen für Lisa bei mir und mit mir aufzupolieren. Sie kommt zu mir nach Hause und setzt sich lustlos und in sich gekehrt ins Wohnzimmer. Meine Fragen beantwortet sie kurz und zäh. Auch wenn es ihrem Naturell entspricht, manchmal viel und offen zu erzählen und sich ein anderes Mal auszuschweigen, so verletzt mich ihr Verhalten tief. Sicher, sie hat es vermutlich alles schon ihrem Papa erzählt, nur war ich nicht dabei. Ich habe mich so sehr auf sie gefreut und bin zutiefst enttäuscht. Ich mache mir Luft und sage ihr, dass sie nicht bei mir sein muss, auch wenn es gesetzlich im Grunde so sei, dass sie zu gleichem Anteil auch bei mir sein sollte.

Meine Argumentation kommt nicht gut an und mir ist es gerade zuwider, ihr Bedürfnis zu befriedigen. Nach drei Stunden fahre ich sie wieder zurück. In diesen sechs Wochen ihrer Anwesenheit waren dies unsere einzigen Stunden alleine. Sie rief mich dreimal an, um mich um einen abendlichen Taxidienst zu bitten, da sie weiß, dass ich oft erst sehr spät schlafen gehe. Ich übernehme es gerne, einfach, um in ihrer Nähe zu sein, sie bei mir zu spüren.

Ich hatte extra einen Fernseher und DVD-Player besorgt, damit sie auch bei mir mit ihren Freundinnen einen gemütlichen DVD-Abend planen kann. Ich selbst schaue nie Fernsehen und benötige dieses Gerät nur für das Interesse anderer.

Dem Weihnachtsfest begegnen alle mit einer gewissen Anspannung – es kommt zu keinem offensichtlichen kritischen Miteinander. Ein Teil der Kinder schläft bei mir und die anderen bei Andreas.

Nach den Feiertagen sitze ich ruhig alleine vor meinem Weihnachtsbaum. Ich liebe meine Kinder uneingeschränkt, sie sind alle so wunderbar, so unterschiedlich sie auch sind. Welch sensible Antennen sind in den letzten Stunden in Aktion gewesen, um ja keinen Anlass für sentimentale Erinnerungen aufkommen zu lassen.

Mir rollen alle aufgestauten Tränen der letzten Tage über meine Wangen. In mir schreit und schmerzt es unerträglich. Ich habe einen Mann, dessen Liebe ich nicht erwidern kann und will, weil sie sich für mich wie ein goldener Käfig anfühlt; einen Mann, dem ich mich verbunden fühle, der nun aber in Vietnam seine Auszeit nimmt und für mich auch sonst kaum erreichbar ist, wenn es mein Bedürfnis ist. Ich habe fünf Kinder enttäuscht und ihnen den Stützpfeiler Mutterpräsenz genommen, der Dreh- und Angelpunkt in allen koordinierenden Angelegenheiten war. Auch wenn ich ihre Mutter bin und bleibe, so bin ich zurzeit für sie auch Belastung und weniger Unterstützer, so sehr ich mich bemühe. Ich habe zerstört, was allen so lieb gewesen ist und habe ihr Vertrauen in eine lebenslange Beziehung zur Illusion verwandelt.

Dies ist die eine Seite, die Seite, die mich so sehr leiden lässt und Trauer hervorruft.

Und da ist die Gegenwart: Ich sitze in meinem Wohnzimmer und spüre einen wohligen inneren Zustand. Alles, alles, was ich anschaue, habe ich erarbeitet, bestimmt und gestaltet. Ich fühle mich hier angekommen, in meiner kleinen privaten Welt von fünfundsiebzig Quadratmetern. Ich atme den Duft meines Weihnachtsbaumes ein und schaue in die Kerzen, lege mir schöne Musik in den CD-Player, ein Geschenk von Andreas zu meinem fünfzigsten Geburtstag, der erste Geburtstag getrennt. Ich überlasse mich all meinen Gefühlen, wen stört es hier. Tränen erleichtern, wenn es mir gelingt, im Schmerz zu bleiben, dem Schmerz, den ich jetzt gerade fühle.

Tief in mir ist da eine Gewissheit, dass sich alles dies positiv wandelt. Erst später erkenne ich, dass ich in einen Prozess des Loslassens eingestiegen bin, indem ich hinnehme, dass es ist, wie es ist.

Jan-Philipp und ich verbringen Silvester gemeinsam und ich beschließe 2011 auf keinen Fall so zu feiern, so nett es mit ihm ist. Ich werde das Gefühl nicht los, dass er mir einen Gefallen tut.

Der Winter ist sehr eisig und vor meiner Haustür befindet sich eine dicke Schicht spiegelglattes Eis. Ich hatte in Absprache mit Andreas gerade das Bild, unser Mitbringsel aus Berlin, zu mir geholt und mich nun daran gemacht, das Eis mit dem Spaten zu zerhacken, damit keiner vor meiner Haustür stürzt. Antonia ruft an, ich unterbreche die Arbeit und ich freue mich ihre Stimme zu hören. Ich wünsche ihr ein gutes neues Jahr und erkundige mich nach ihrem Silvesterabend. Ihre Ausführung ist kurz und nicht Sinn ihres Anrufes, das erfühle ich sofort. Da vernehme ich ihre aufgewühlte Stimme und entrüsteten Worte: „Stimmt es, dass du das Bild im Flur geklaut hast?“

Ich erkläre mich kurz und merke, dass ich nach Worten suche. Das ist doch jetzt nicht wahr – und da ist es wieder, das zugeschnürte Gefühl in meiner Kehle, der Druck in meiner Brust.

Mit jedem Spatenschlag, der das Eis zerspringen lässt, entlade ich mich meiner verzweifelten Gefühle.

Warum fragt keiner, warum alles in Andreas' Haus geblieben ist und sich so wenig von „Unserem" in meinen vier Wänden befindet?

Antonia ist mein Kind und ich nehme ihr nichts übel. Im Gegenteil, sie verhalten sich alle taktvoll und verschonen uns sogar mit ihren eigenen Sorgen. Das fühlt sich zwar auch nicht gut an, aber in der Tat fühle ich mich oft überfordert wirklich zuzuhören und mich in sie hineinzudenken. Es geht jetzt erst einmal darum, schnell und ohne Rosenkrieg den Ist-Zustand zu bewältigen. Wenn es mir wieder gut geht, ich klar bin, dann werden auch die Kinder den Weg zu mir wieder ganz anders gehen können.

Nur, wie kommt sie auf so eine Frage, bohrt es schmerzlich in mir.

Antonia fliegt wieder nach Australien zurück und ich lerne sie noch mehr loszulassen. Meine ich hier wirklich, sie loszulassen? Oder geht es hier vielmehr darum, dass ich loslasse, meine Schuldgefühle, alles durcheinandergebracht zu haben, verletzt zu haben …

Ach, irgendwie habe ich auch nicht immer Lust an mir zu arbeiten, mich zu hinterfragen – kann es denn nicht einfach mal eine Pause geben im Fühlen von Trauer und Schmerz?

Zum Glück kenne ich inzwischen auch Momente, in denen ich mich leicht fühle, dankbar die Gegenwart wahrnehme und tiefen Frieden spüre. Dies sind allerdings oft nur sehr kurze Augenblicke. Da ich damit aber nun endlich wieder in Berührung gekommen bin, ermutigt es mich, meinen Weg weiterzugehen. Ich will lernen, dem Leben zu vertrauen.

Buchhandlungen sind Orte für mich, in denen ich Zeit und Raum vergesse. Die Rubriken Lebenshilfe, Psychologie, Religion, Esoterik und Philosophie haben auf mich magnetische Anziehungskraft. Inzwischen bin ich dazu übergegangen, für mich wichtige Passagen in meinen Büchern zu unterstreichen und diese Merksätze in Ordnern auf meinem Laptop abzuspeichern. So weiß ich sehr genau, was ich wo las und kann jederzeit darauf zurückgreifen.

Für meine Arbeit ist dies mein Nachschlagewerk und Handwerkszeug.

Seit zwei Jahren biete ich einmal monatlich für einen Abend „Blickrichtung" in meinen Räumen an, unter der Überschrift: Möchtest du deine Wünsche leben, oder die Gründe, die dagegen sprechen? Dort gebe ich all dieses erworbene und erfahrene Wissen weiter und entdecke, dass sehr viele Menschen im Selbsterfahrungsprozess stehen. Diese Veranstaltung fordert mich stets heraus weiterzugehen, Antworten auf Fragen zu finden und ganz praktisch umsetzbares Handwerkszeug anzubieten.

Indem ich lehre, erkenne ich noch spürbarer, wo ich stehe, welche Abschnitte ich schon bewältigt habe.

Es gelingt mir immer besser, liebevoll auf mich zu schauen.

Ich freue mich auf den Besuch meiner Eltern, wenngleich mich ihre christlichen Ratschläge sehr angefasst reagieren lassen. Sie wissen darum und so halten auch sie sich in diesem Punkt meistens zurück.

Meine Mutter berichtet, dass sie gerade von Andreas kommen, er sie so liebevoll und fürsorglich behandelt und beraten hat, sich sehr viel Zeit für sie genommen hat.

Ich weiß, dass Andreas ein ausgezeichneter und sehr verantwortungsbewusster Arzt und Mensch ist. Ich weiß auch, dass es für meine Eltern sehr wichtig ist, in ihm einen Menschen gefunden zu haben, den sie in all ihren medizinischen Belangen fragen und dem sie vertrauen können, um sich im Labyrinth von Meinungen bezüglich Anwendungen und Maßnahmen zurechtzufinden.

Und anstatt dass ich mich für sie freue, brodelt es unkontrolliert in mir. Wie gut ich es doch all die Jahre hatte, über medizinische und gesundheitliche Belange hatte ich immer den besten Fachmann an meiner Seite, der einfach alles regelte und auch kontrollierte.

Mir wird in so vielen Momenten bewusst, was ich alles aufgebe – andererseits aber auch, für wie viele Dinge ich nie Verantwortung übernahm. Die immer wieder in mir auftauchende Existenzangst konfrontiert mich mit der Frage nach Sicherheit. Darüber dachte ich nie nach. An Andreas' Seite fühlte ich mich immer sicher, versorgt, beschützt – es war ein mich tragendes Grundgefühl. Und nun? Nichts, nichts mehr davon ist jetzt greifbar für mich. Ich verliere alles. So weit dachte ich in dem ganzen Prozess nicht und ich sollte noch weitreichender erfahren, wie sich Schutzlosigkeit anfühlt.

Hier sitzend und meinen Eltern lauschend berührt es mich, sie beide so nebeneinander auf dem Sofa sitzen zu sehen. Über fünfzig Jahre teilen sie sich ihr Leben – nicht immer leichte Jahre. Ein altes Paar, was den anderen so gut wie sich selbst kennt. Es ist teils amüsant berührend zu beobachten, wie sie miteinander umgehen. Sie stützen sich gegenseitig und bei allen Differenzen ist einer für den anderen da.

In Muttis Begeisterung über ihren Arztbesuch bei Andreas beendet sie ihre Ausführung mit dem Satz: „Gabi, es ist so schade, dass du dich getrennt hast, wo er doch so fürsorglich ist. Was willst du denn alleine machen, wie willst du alleine zurechtkommen?"

Da ist sie wieder, die mein Herz durchbohrende Pfeilspitze, als wenn ich nichts bin ohne ihn – immer diese unterwürfige Haltung, in der meine Mutter mich unterwies und sie immer noch von mir fordert. Ich höre den Vorwurf und ihr Unverständnis heraus und eine tiefe Enttäuschung taucht in mir auf über ihre Haltung mir als Kind gegenüber. Auch meinen Eltern ist es wichtig, was andere denken und ich weiß, dass sie im Verwandtenkreis meine Trennung verschweigen, weil nicht sein kann, was nicht sein sollte. Wir waren doch so sehr die Vorzeigefamilie.

Und da ist noch etwas anderes. Unsere finanzielle Situation ließ uns ihnen gegenüber auch gerne großzügig sein, was bei ihrer sehr kleinen Rente und so großen Familie mit inzwischen siebzehn Enkelkindern und fünf Urenkeln auch ein Kostenfaktor ist. Wir gaben ihnen Geld für die Spritkosten und brachten ihnen schöne Dinge mit, wenn wir zu Besuch kamen.

Und da traue ich meinen Ohren nicht.

„Weißt du Gabi, Andreas ist so rührend. Obwohl du ihn verlassen hast, hat er uns auch im letzten Jahr zu Weihnachten wieder reich beschenkt."

Ich fasse es nicht und Tränen strömen mit verzweifelt wütender Stimme aus mir heraus.

„Wie bitte? Welche Summe?" Mein Vater schaltet sich dämpfend ein und erklärt, dass er wie in den anderen Jahren Tischlerarbeiten in der Praxis gemacht hat und dies auch als Ausgleich gedacht ist. Er habe zwar aufgrund seines Alters weniger gemacht, aber es hilft ihnen finanziell doch sehr.

So sehr ich an mir arbeite und auch vorankomme, in solchen Momenten schwimme ich völlig und Wut und Verzweiflung machen sich breit.

Ich erkläre unter Tränen, dass dies legitimer Beschiss ist und ich dies alles endlich nicht mehr will. Es sei nicht großzügig von Andreas, denn faktisch zahlt er diese Summe ja gar nicht. Er macht sie steuerlich geltend und durch die Rückzahlung der Hälfte des Geldes durch meine Eltern, gewinnen beide Seiten. Es ist alles rechtens, ja. Aber ob sie denn mal daran gedacht haben, dass dieses Geld auf seinem Konto als ein Minus eingetragen ist und die Hälfte des Minus' mir angelastet wird – ich bin diejenige, die den halben Betrag zahlt.

Meine Mutter antwortet sich vorwurfsvoll verteidigend: „Was willst du eigentlich, sollen wir uns jetzt auch von Andreas trennen? Er ist ein so guter Mensch."

„Mutti, da ist die Tür! Du kannst jetzt entscheiden, wer dir nähersteht. Ich bin dein Kind und ihr habt mich schon einmal vor die Tür gesetzt und damals meinem ‚heiligen Verlobten' bei unserer Trennung Hilfestellung gegeben, anstatt zu eurem Kind zu stehen."

Mein Vater schaltet sich schlichtend ein. Ich sehe, dass er schlagartig verstanden hat, was hier passiert ist und er fühlt sich ganz dumm und klein. Das will ich nicht und so beruhige ich mich wieder.

Ich erkläre meinem Vater, dass wir juristisch alles auseinanderdividieren und dass Andreas' Anwältin alles dafür tun wird, damit kein Geld vorhanden ist. Als Selbstständiger ist Andreas in der Lage, Bilanzen zu schieben, er hatte schließlich über ein Jahr lang Zeit dazu, sich auf diese Situation vorzubereiten.

Auch wenn ich weiß, dass dies eine Unterstellung ist und ich mich die ganze Zeit dagegen wehre und Andreas stets vor meiner Anwältin verteidige, so bin ich mir nicht sicher, wie er sich im Ernstfall wirklich verhält. Er ist ein Kämpfer, schon immer gewesen und Siegen für seine Familie hat ihn und uns allen den materiellen Status genießen lassen.

Ich will keinesfalls, dass er unser Haus verliert, dass er sich für mich krummmacht. Ich möchte lediglich ein kleines Startkapital zur Selbstständigkeit, ein klein wenig Sicherheit, wo ich doch nun alles verliere.

Ich erkläre meinen Eltern, für die dies hier alles böhmische Dörfer sind, dass ich nun für meine Krankenkasse fast siebenhundert Euro pro Monat aufbringen muss, als Selbstständige eben den höchsten Satz und mich aufgrund meiner Lungenembolie keine Privatversicherung aufnimmt, obwohl es medizinisch abgeklärt ist, dass es eine Flugembolie war. Dass ich meine private Rente verliere, dass ich alle Versicherungen neu abschließen muss und in meinem Alter mit nun fünfzig Jahren sehr hoch einsteige. Dass ich die Berufsunfähigkeitsrente verliere, da ich nun nicht mehr bei Andreas mitarbeite und es mich bei Neuabschluss pro Monat eintausend Euro und aufwärts kostet, was ich mir also nicht leisten kann. Ich habe nichts, gar nichts. Und mit meiner Auftragslage befinde ich mich in flauen Monaten, da im Dezember und Januar sowie in den Sommermonaten die Firmen kaum Seminare buchen.

Ich halte inne, denn ich merke, dass meine Eltern sorgenvolle Gesichter aufsetzen.

„Ihr braucht euch um mich keine Sorgen machen. Ich war schon immer Optimist und ich habe Vertrauen in das Leben. Es gibt nichts Sinnloses und so ist auch gut für mich gesorgt. Ich freue mich, dass Andreas euch medizinisch weiter betreut, aber bitte denkt da einfach mit, wenn es in dieser Phase um Geld geht. Vielleicht sehe ich da auch einfach nur Rot, weil ich es so anstrengend finde, diese ganze wirtschaftliche Verstrickung auseinanderzubröseln."

Später bitte ich meinen Vater darum, dass er im Zweifelsfall diesen Deal zu Protokoll gibt. Meine Eltern schweigen sich aus. Zwischen uns entstehen Spannungen.

Welch ein Mist – dieses blöde Geld! Obwohl ich weiß, dass solche Gedanken nicht gerade die Voraussetzung sind, Geld in mein Leben fließen zu lassen, es widerspricht dem Gesetz der Resonanz, empfinde ich es gerade als erschwerend in dem Trennungsprozess. Auch wenn Geld nicht alles ist, so ist es eben das Mittel, mit dem wir Wertschätzung ausdrücken. Was bin ich mir wert? Ich bin oft verleitet zu sagen, ich will nichts, Hauptsache Ruhe und Frieden, aber ich weiß, dass ich so keinerlei Polster habe. Was ist, wenn mein Auto kaputt geht, ich beruflich ausfalle oder keine Aufträge bekomme? Auch wenn diese Gedanken nicht gerade Vertrauen ins Leben ausdrücken, im Augenblick sind sie sehr präsent und bestimmen mich mehr, als das, wohin ich gerne gelangen möchte – nämlich in die Leichtigkeit.

Ich spreche meinen Vater mehrmals darauf an, er windet sich wie ein Aal. Mein Vater meidet schon immer solche Konfrontationen. Ich beruhige mich in den nächsten Wochen wieder und es tut mir leid, dass ich meine Eltern mit meinem Druck belastete und ihnen Gewissensbisse aufhalste.

Ich teile dies alles auch Andreas mit und er reagiert mit absolutem Unverständnis, er habe meinen Eltern nur etwas Gutes tun wollen und weshalb ich ihm denn stets Negatives unterstelle, dies mache ihn sehr, sehr traurig.

Also herrscht immer noch gegenseitiges Unverständnis im Miteinander – beziehungsweise Gegeneinander, das, was wir beide nicht wollen.

Mir fällt es oft schwer, zu wissen, was ich glauben soll: Da sind meine dreißig Jahre uneingeschränkte vertrauensvolle Ehebeziehung, dagegen steht die Internetsuche, seine plötzlich eingeforderten Beweise meiner Liebe zu ihm, mein plötzliches Unwohlsein, mich fühlen wie eine Fremde im eigenen Haus, meine innere Ablehnung gegen alles, was mir zuvor so lieb war; da sind jetzt Anwälte, die in jedem Handeln die Missgunst des anderen heraufbeschwören – oder ist sie tatsächlich da?

Alles, was ich möchte, ist …

Ja, was eigentlich genau? Zu diesem Zeitpunkt bin ich nicht in der Lage, mir wirklich auf die Schliche zu kommen. Ich weiß nur, dass ich mein altes Leben nicht mehr will. Nicht, weil es schlecht war, nein, es war wunderbar – aus eben der Sicht, die ich damals hatte und der Sicht derjenigen, die ich damals war. Wieso bloß versteht mich Andreas nicht, wieso rückt er keinen Zentimeter von seinem „Oberhauptdasein – der Bestimmer“ ab?

Unser erstes Treffen am neutralen Ort zwecks einer Besprechung des Vermögensausgleiches – möglichst ohne Gericht, findet mit seinem Wirtschaftsberater und meinem Steuerberater statt.

Es ist ein vorsichtiges Aneinanderherantasten, sehr förmlich und korrekt. Sie begrüßen sich mit „Guten Tag, sehr geehrter Herr …“. Ich bin zwar anwesend, habe aber erneut eine deftige Bronchitis mit leichtem Fieber. Ich bin Beobachter. Ich verstehe nichts von Zahlen. Mich interessiert das Ergebnis – mein Steuerberater übersetzt mir, was diese so wunderbar gewählten Worte und Umschreibungen im Klartext für mich ganz praktisch bedeuten. Im Verlauf des Gespräches merke ich, dass auch mein Steuerberater von Andreas' netter Art eingehüllt ist und so höre ich wohl nicht richtig, als der Vorschlag seines Wirtschaftsberaters von meinem Steuerberater wohlwollend unterstrichen wird: „Ich halte es doch für das Beste, wenn die Eheleute sich unter vier Augen zurückziehen und die nun offengelegten Zahlen als Bestandteil nutzen, um sich außergerichtlich zu einigen.“

Ich will hier keine Show vor den beiden Herren abziehen und sage, dass ich es mir überlege und weiß genau: Das kommt nicht infrage. Ich war stets die Unterlegene in diesen Gesprächen mit Andreas und ich bin nicht stabil und abgebrüht. Ich habe kein Vertrauen zu dem, was hier geschieht und auch leider nicht zu Andreas.

So sehr er immer wieder betont, dass er niemals meinen Nachteil will oder wollte, so glaube ich ihm nicht. Seine Marktwerttestung im Internet, wenn auch ein Spiel, hat seine Wirkung. In der Vermögensauflistung ist sein Auto mit einem bestimmten Geldbetrag angegeben – eine Kapitalanlage, wie er stets betont. Der Kaufpreis betrug allerdings schon mehr als die aufgelistete Summe. Immerhin wird der Betrag auf die Summe des ursprünglichen Kaufpreises korrigiert.

Welch ein absurdes Spiel eine Scheidung ist.

Stets gelten bei Verträgen im Allgemeinen die unterschriebenen Vereinbarungen. Bei einer Ehe ist es etwas anderes. Hier wird ein Vertrag zu dritt vorgenommen. Der Staat als Dritter im Bunde ändert einfach seine Bedingungen und als Eheleute hat man diese Änderungen hinzunehmen.

Manchmal gelingt es mir, diese verkehrte Welt zu belächeln, wenn es nicht so ernste Konsequenzen hätte. Es tut mir sehr weh, zu sehen, dass unser so schönes Haus den niedrigsten nur denkbaren Verkaufswert aufweist, den Immobilien zurzeit wohl erbringen. Es ist lächerlich und grotesk zugleich, für Andreas auf jeden Fall ein Vorteil, denn die Immobilienpreise befinden sich mittlerweile bereits wieder im Aufwind.

Die Berechnung seines Finanzberaters erbringt, was ich vermutete: Schulden gegen Vermögen ergeben ein ausgewogenes Nichts – also ist da auch nichts, was geteilt werden muss.

Ich schreibe Andreas an und frage ihn, ob er das fair findet. Er behält das Haus, seine Praxis, seine beiden Autos, die Autos, die die Kinder fahren, sowie diverse Lebensversicherungen, Fonds und die Wohnungen in Berlin. Damit behält er zwar auch alle Schulden – nur besitzt er dafür schließlich einen zu verkaufenden Gegenwert, wenn es eng werden sollte.

„Was ist schon fair?“, lautet seine Antwort. Aber da gibt es einen Gutwill. Er kann eine Summe von der Bank als Kredit erhalten. Er stimme zu, dass es als Ausdruck von Wertschätzung meiner dreißig Jahre gering sei, aber ich wollte schließlich gehen und ich wollte ebenfalls die juristische Klarheit, nun habe ich sie und da sei eben kein Geld.

Ich merke, dass bei allem Ablösungsprozess dies das Schmerzlichste für mich ist – ihm nicht mehr glauben zu können – oder wollen? So sehr ich dies auch will, ich stoße immer wieder in mir an die Hürde „Zweifel". Wenn er einen Kredit erhält, ist er dann wirklich so blank? Andererseits haben wir genau dies so gewählt – langsame Abtragung, damit wir in den Jahren, in denen unsere Kinder klein sind, bauen können, ihnen den Raum ermöglichen, die Urlaube und Ausbildungen, die sie und wir uns wünschten. Ich habe mich nie ernsthaft um die Finanzierungsangelegenheiten gekümmert und so ist es sicherlich einseitig, hier in Vorwürfe zu verfallen.

Und doch wähle ich auch hier den Weg über die Anwälte. Auch wenn ich darüber aufgeklärt bin, dass es nicht sicher ist, ob ich etwas bekomme, so will ich keinen Gutwill, sondern das, was mir zusteht. Und wenn es eben nichts ist, dann ist dies von einer dritten Instanz berechnet. Ich möchte, dass ein Schlussstrich für mich ein wirklicher Schlussstrich ist und kein Nachgeschmack mehr bleibt. Ich möchte mit allem, was war, meinen inneren Frieden machen. Und selbst, wenn sich im Nachhinein bestätigt, dass er auf seinen Vorteil bedacht ist, dann möchte ich dahin kommen, dass es mich nicht mehr berührt.

Ich ahne da nicht, dass Recht nicht Gerechtigkeit bedeutet.

Jetzt gehen Schriftwechsel zwischen unseren Anwälten hin und her – hier noch Fragen und da noch Kleinigkeiten, es wird gefeilscht. In diesem Klärungsverlauf erspüre ich eine Veränderung bei meiner Anwältin. Ich spreche sie darauf an und frage, ob sie befangen sei. Sie verneint und doch merke ich eine andere Haltung mir gegenüber.

Es fühlt sich an wie Neid, worauf auch immer. Vielleicht auf meine Person, mein Sein … Ich weiß nur eins: Wenn ich mich auf etwas verlassen kann, dann ist es mein Bauchgefühl.

Während auf der einen Seite die Trennung vorgenommen wird, erfahre ich mit Thomas lange Abstände zwischen unseren Treffen. Was soll diese Beziehung? So ist es nicht das, was ich mir erträume, was ich möchte. Wenn da nicht diese vollkommene innige Verbundenheit wäre. Warum gelingt es mir nicht, mich von ihm zu lösen, warum erlebe ich denn jetzt auch hier Spannungen?

Wir verleben zu Ostern vier wunderschöne Tage in Nizza. Ich flog zu ihm, damit ein Treffen überhaupt zustande kommt. Obwohl wir es beide so harmonisch finden und genießen, sollten wir uns erst drei Monate später wiedersehen.

So sehr es mich auf der einen Seite erneut zweifeln lässt, so sehr erkenne ich, dass genau so eine Form von Zusammensein mir ermöglicht, mich immer mehr zu finden. Meine Bedürfnisse genau herauszuarbeiten, zu erfühlen, was ich leben möchte.

Ich genieße meine Freiheiten sehr und spüre täglich diesen freudigen Hüpfer in meinem Herzen mit mir zu sein. Ich habe keine Langeweile mit mir und komischerweise keine Angst alleine im Haus. Im Gegenteil. Nie hätte ich dies so vermutet, ich konnte mir nicht vorstellen, wie ein Alleinleben aussieht. Ich genieße meine Unabhängigkeit in vollen Zügen und weiß genau, dass ich diese Freiheit nie wieder aufgebe. Wenn ein Partner, dann brauche ich meinen Raum und meine Freiheit.

Ich fahre in diesem Frühjahr zu Jana Haas zum Bodensee und beginne dort eine Ausbildung zur Cosmogetischen Heilerin® Jana lernte ich im vergangenen Herbst in Hamburg kennen. Ihre Liebe und Klarheit hat mich sehr berührt. Sie ist sehr jung und von einer für mich einmaligen Klarheit und Reinheit.

Unabhängig von meiner Planung erzählt mir Violetta, dass sie gerne zu Jana fahren möchte, sie hatte ein Buch von ihr gelesen. Und so fahren wir gemeinsam zu ihr. Wir quartieren uns bei einem liebevollen Rentnerehepaar ein und beköstigen uns selbst. So halten wir die Kosten für unseren neuen Schritt so gering wie möglich.

Hier lerne ich viel über Energien und vor allem lerne ich, diese in Gemeinschaft und Austausch zu fühlen, zu erfahren und zu nutzen. Eine Woche aus meinem Alltag herausgenommen zu sein, lässt einen gewaltigen Schritt in mir geschehen. Hier finde ich Ruhe und Klarheit, erkenne Zusammenhänge.

Was mich am meisten voranbringt, ist ein Gespür dafür zu bekommen, wann ich Gedanken denke, meine Erkenntnisse denke, mein Verstehen denke, und wann ich diese Dinge, diese Worte, diese Erfahrungen fühlend begreife. Das ist etwas ganz anderes. Darin liegt eine heilende Kraft. Darin liegt eine ganz andere Dimension und erfahrbare Klarheit darüber, wie sich die Dinge verhalten – darin liegt die Leichtigkeit, die ich suche.

Ich erkenne, dass jedes Mal, wenn ich denke, ich nicht fühlen kann und wenn ich fühle, ich nicht denke. Ich weiß nun, dass ich mich damit jedes Mal behindere, wenn ich etwas tun will. Wollen ist ein Akt des Denkers und schränkt mich in meinen Möglichkeiten ein. Das liegt daran, dass unser

Denker wiederholt, was er kennt. Die Fülle des Lebens aber ist für uns un-*denk*bar. Diese so nah beieinanderliegenden Wahrnehmungen lassen sich nur erfahren, wenn ich mich bereit erkläre, neues Gedankengut zuzulassen – mich öffne.

So unterscheiden sich Egoismus und Selbstliebe gewaltig. Wenn ich mich annehme, gut für mich sorge als eine Herzensangelegenheit, handelt es sich um Selbstliebe und ist nie gegen etwas oder jemanden gerichtet. Wenn ich aber Selbstliebe denke, dann ist Egoismus nicht mehr weit.

Hier in der Gemeinschaft und raus aus dem ablenkenden Äußeren gelingt diese Unterscheidung zwischen denken und fühlen gut. Wir helfen uns gegenseitig und werden wunderbar geführt – zu uns selbst geführt.

Im Alltag ist das alte Muster einfach noch stärker und routinierter, aber ich erkenne immer schneller, wann ich meinem alten Muster verfalle. Ich meditiere oft und merke, dass es ein fester Bestandteil in meinem Leben geworden ist, ich dies ersehne, den Augenblick, gänzlich bei mir zu sein. Und so übe ich, mir diese Augenblicke der Meditation zu eigen zu machen, das heißt, mich bei all meinem Tun zu reflektieren, im Jetzt zu sein und meinem Denker stets auf die Spur zu kommen, wenn er mich bestimmt. Ich weise meinem Verstand die Aufgaben zu, für die er mir so dienlich ist. Ich lerne meine Gedanken anzuhalten.

Im ganzen Prozess des Schmerzes, der mit der Trennung einhergeht, lerne ich diese Gefühle wahrzunehmen, sie als die zu benennen, die sie für mich in diesem Augenblick sind. Und diese dann anzunehmen, nicht mehr gegen anzukämpfen.

Dabei mache ich die Entdeckung, dass ich meine „Rückfälle“ in mein altes Muster wesentlich früher, aber auch wesentlich schmerzlicher empfinde. Meine Sensibilität ist höher, ich nutze sie jedoch noch nicht stabil genug für mich. Entwicklung erfolgt nicht linear, sondern in Wellen. So ist ein von mir empfundener Rückfall zwar ein Zurück, aber niemals ein Zurück zum Ausgangspunkt. Ich schwinge mich immer höher und ein Tief entspricht zunehmend einem damaligen Hoch.

Meine Veränderung spiegelt sich auch in meiner Arbeit wider. Ich biete in den Seminaren zunehmend an, auch mal die Gedanken anzuhalten. Die Skepsis ist verständlich, umso größer das freudige Staunen über den Erfolg. Vor allem über den Erholungswert, der darin liegt.

Ich werde immer häufiger als Berater aufgesucht und lasse mich treiben von dem, was das Leben mir vor die Füße legt. Ich tausche mich mit anderen Coachs aus, lese Bücher und weiß inzwischen jedoch selbst zu gut, dass mein eigenes Gedanken- und Erfahrungsgut das richtige ist, alles andere nur als Impuls dienen kann und nicht zur Nachahmung.

Andreas teilt mir mit, dass der Scheidungstermin in circa drei Wochen zu erwarten ist. Ihn stimme es sehr traurig und er könne es immer noch nicht glauben, dass ich alles über Bord werfe. Aber wenn dies mein Wunsch sei, dann trage er ihn mit. Meist endet seine E-Mail an mich mit: „Ich habe dich lieb“ – und ich weiß, dass dies auch genau so ist.

Vor zwei Monaten hatten wir unseren dreißigjährigen Hochzeitstag und mich erreichen ein wunderschöner Blumenstrauß und liebevolle Zeilen. Obwohl ich weiß, wie es gemeint ist, rebelliert es in mir. Wann findet er sich endlich mit der Situation ab? Wann hört es endlich auf, dass mir Schuldgefühle gemacht werden? Und gleichzeitig weiß ich bereits, dass ich es bin, die sie mir macht.

Ich antworte und füge ein Foto von Thomas und mir bei mit dem Kommentar: „Das ist mein jetziges Leben."

Mir ist die Wirkung schon bewusst und ich überprüfe mich vor dem Absenden meiner wirklichen Absicht. Will ich ihm wehtun? Nein, das will ich nicht. Ich möchte, dass er und ich glücklich werden, was ich aber nicht in der Anknüpfung an unsere Vergangenheit sehe. Wir müssen erst einmal dahinkommen, das, was jetzt ist, zu realisieren und anzunehmen. Und im Jetzt finden wir keinen gemeinsamen Nenner. Außerdem hat er gerade acht Wochen zuvor aus Anlass seines Geburtstages allen Kindern Sabrina vorgestellt, seine Freundin von damals vor meiner Zeit und seine Wieder-Kontaktaufnahme im letzten Monat unseres Zusammenwohnens.

Allerdings ist mir durchaus auch bewusst, dass diese Fotokonfrontation ihn eher schmerzt und von ihm als unmöglich aufgefasst werden würde.

Andreas interpretiert es gar nicht, schweigt, kommentiert dies erst viel später mit: „Das war völlig daneben!"

MUT

Sicherheit ist eine Illusion

Scheidung. Irgendwie berührt es mich nicht wirklich, mehr berührt mich unser Unvermögen, fair auseinanderzukommen. Ich finde kein Gefühl zu dem Akt der Scheidung.

Ich werde von meiner Anwältin darüber aufgeklärt, dass die Richterin mich fragen wird, da ich den Antrag gestellt habe, und dass es dann an mir ist, Ja oder Nein zu sagen.

Wenige Tage nach dieser Aufklärung weist auch mein Noch-Ehemann darauf hin, dass ich das Ja oder Nein zur Trennung aussprechen muss. Er wolle es nach wie vor nicht und würde sich meiner Entscheidung beugen. Dabei höre ich sein weinendes Herz.

Es ist Anfang Mai, der Termin ist nun nach mehreren Verschiebungen unsererseits oder durch unsere Anwälte festgelegt.

Draußen ist es warm und die wärmenden Strahlen berühren meine Seele, helfen mir zwischendurch auch einmal aufzutanken.

Eines Sonntagmorgens werde ich wach und liege in einer Blutlache. Mein weißer Schlafanzug verstärkt dieses erschreckende Bild und ich weiß nicht, wie ich ins Badezimmer kommen kann. Mir fällt ein, dass ich dort Pampers in Reserve für Lisa im Schrank habe. Damit helfe ich mir über den Tag. Morgen ist ein Arztbesuch nicht möglich – ich habe ein Tagesseminar – aber für Dienstag kann ich einen Termin vereinbaren.

Die Untersuchung ergibt keine Erklärung und so muss eine Operation und die Histologie Antwort geben. Da ich seit dem Absetzen der Hormone vor zweieinhalb Jahren nach der Lungenembolie nie wieder eine Blutung hatte und ich somit wunderbar beschwerdelos in die Wechseljahre gelangte, muss nun abgeklärt werden, dass ich keinen Krebs im Frühstadium habe.

Nachdem ich damals verstand, dass der lange Flug nur für den Denker die Ursache für meine Embolie darstellte, und somit für die Ärzte das Bild augenscheinlich abrundete, konnte keiner leugnen, dass es nicht zu all meinem Sein und der Vorgeschichte passte.

Ich weiß zu genau, dass meine Seele ein Ventil suchte und befand, mich durch diese Krise wachzurütteln. Ich sollte herausfinden, was ich hier denn eigentlich zu leben gedenke.

Die Operation ist ein Routineeingriff und in der empfohlenen ambulanten Klinik in Bremen erfahre ich ein perfektes Abwickeln mit Respekt und Würde. Der Arzt teilt mir direkt nach dem Aufwachen mit, dass es keinen Hinweis auf einen ernst zu nehmenden Befund gibt – allerdings wartet er noch den histologischen Befund ab. Er fragt: „Haben Sie Druck? Mir scheint, da ist ein Gefäß geplatzt. Etwas anderes kann ich als Erklärung nicht sehen." Ich verneine und teile ihm mit, dass ich sehr belastbar sei. Sein Blick bleibt freundlich und neutral und wir wissen beide, dass er der Wahrheit mit seiner Vermutung wohl sehr nahe ist.

Der Befund ist in Ordnung und ich erkenne an, dass ich dringend aus den Anspannungen heraus muss und will.

Andreas' Bitte zur Folge teile ich unseren Kindern den Scheidungstermin mit.

Jeder reagiert auf seine Art und Weise. Keine Vorwürfe, stattdessen sogar liebevolle Worte für das, was eben jetzt so ist.

Ja, wenn ich etwas wirklich gut gemacht habe, so denkt es oft in mir, dann die Erziehung unserer Kinder. Darin sind Andreas und ich ein perfekt funktionierendes und fühlendes Team. Und sowohl Andreas als auch die Kinder und ich wissen, dass sich an diesem Zusammenhalt und gegenseitiger Unterstützung und Fürsorge nie etwas ändern wird, ganz egal ob mit oder ohne Trauschein.

Unsere Hündin Kira lebt immer noch, obwohl ihr vor fünf Jahren schon ihr Ende bescheinigt wurde aufgrund eines inoperablen Tumors. Allerdings konnte sie seit drei Jahren nicht mehr zu Hause gehalten werden und befindet sich seitdem in ihrem neuen Zuhause einer Tierpension. Wann immer es möglich ist, holen wir sie zum Spaziergang ab. Es gab schon mehrere Phasen, in denen wir über ein Einschläfern nachdenken mussten, aber ihre Lebensfreude und Energie ist ein Vorbild für alle, die Kira kennen. Im Tierhotel ist sie unter viel fachkompetenterer Beobachtung, als wir es je hätten leisten können – und schon gar nicht bei der sich entwickelnden Familiensituation. Das Betreuungsteam ist sehr liebevoll und Birgit, die Besitzerin der Pension, ist eine Herzensfreundin für mich – ich weiß unsere Kira bei ihr sehr gut aufgehoben.

Bevor ich damals auszog, kam mir der Gedanke, dass Kira geht, wenn ich eine Entscheidung treffe. Die Entscheidung, die ich nie für möglich gehalten hatte: zu gehen!

Aber Kira hielt tapfer durch und wir alle beobachteten genau ihren Zustand, denn leiden sollte sie nicht.

Am Abend vor dem Scheidungstermin rufe ich Andreas aus einem spontanen Bedürfnis heraus an. Er ist kaum in der Lage zu sprechen. Ich bitte ihn zu mir zu kommen. Er ist unsicher, ob dies eine gute Idee ist, aber stimmt meinem Vorschlag zu.

Wie befremdend – wir, die wir so ein unschlagbar eingespieltes Team waren, wissen nun nicht einmal mehr, wie wir uns begrüßen oder verabschieden sollen oder wollen.

Wir haben immer noch nicht gelernt sachlich zu kommunizieren – das taten wir nie, weil unsere Gefühle stets ein Miteinander waren. So dauert es nicht lange und die Speere nehmen wieder gegenseitig Kurs in Richtung Herz. Aber wir halten es aus – zwar mehr oder weniger gut – wir wollen diese Situation aushalten, um zu begreifen und zu verstehen, den anderen und uns selbst.

So weint mal er, mal ich. Neben dem emotionalen Schmerz des Aus' steht unsere wirtschaftliche Ungeklärtheit im Raum. Andreas sieht sehr wohl, dass ich in den letzten beiden Jahren sehr unter seinem Heimvorteil, der Abwesenheit beziehungsweise der Kurzbesuche der Kinder gelitten hatte und immer noch leide.

Ich glaube ihm, dass er niemals die Kinder von mir abhielt oder sie gegen mich instruiert hat. Mir ist bewusst, dass ich in der einen oder anderen Situation besser geschwiegen hätte, als meinem Schmerz ein klein wenig Raum zu geben im Beisein der Kinder.

Während ich mit Andreas diskutiere, fühle ich auch die Trauer unserer Kinder. Mein Telefon klingelt und Thomas ruft an – wie komisch, gerade jetzt. Andreas will sofort gehen. Ich bitte ihn winkend zu bleiben und verschiebe das Telefonat mit Thomas.

Kurz darauf erhält Andreas einen Anruf und ich vernehme, wie er sagt: „Ich bin gerade bei meiner Exfrau …“ Mich erschrickt, wie klar dies aus seinem Mund klingt – es tut weh, aber er hat ja recht.

Wir kommen unweigerlich auf die jüngsten Ausführungen unserer Anwälte. Mein zu teilender Besitz ist einfach und übersichtlich. Seine Anwältin hat berechnet, dass ich eine sechsstellige Summe an ihn zu zahlen habe.

Als mich die Nachricht erreichte, dachte ich an einen Witz. Aber ich bin ja lernfähig und so ist es doch rechnerisch eine Tatsache, da mir die Haushälfte gehört, in der er wohnt. Das bedeutet in Zahlen ausgedrückt Besitz und davon steht Andreas die Hälfte zu. Mir wird ganz übel bei diesen Spitzfindigkeiten – als solche empfinde ich dies – Juristen erklären es mir als völlig logisch und richtig. Nur zweifele ich erheblich an diesem „Richtig“, denn bei den mir vorliegenden identischen Zahlen kommen völlig andere Ergebnisse heraus.

Ich habe ein vollkommen anderes Rechtsverständnis und so platzt es Andreas gegenüber aus mir heraus.

„Wie absurd das ist. Ich verzichte seit über dreißig Jahren auf persönliche berufliche Entwicklung, sorgte dafür, dass du deinen Weg uneingeschränkt gehen konntest, habe alle fünf Kinder Tag und Nacht betreut und gefördert, dich nie eingeschränkt oder behindert. Ich habe alles getan, um einzusparen. Jahrelang ohne Haushaltshilfe, die Kleidung der Kleinkinder selbst genäht – auch meine Kleidung – die Gartenarbeit erledigt, die Privatabrechnung für dich gemacht, in der Praxis ausgeholfen …“ Ich wiederhole damit, was ich schon so oft aussprach.

Tränen strömen gepaart mit Wut und Verzweiflung. Auch Andreas ist stark berührt.

„Ja, ich weiß und ich bin dir auch von Herzen dankbar, dass du mich immer hast gehen lassen. Aber weißt du, ich hätte vielleicht auch etwas ganz anderes gemacht, zum Beispiel wäre ich gerne in die Forschung gegangen, was aber nicht familiendienlich gewesen wäre. Ich habe doch auch immer alles für dich und unsere Kinder getan, mir ging es da nicht anders. Und du hast doch den juristischen Weg gewählt. Was meinst du, wie sich das für mich anfühlte, als ich unvorbereitet Post bekam, dass du die Scheidung eingereicht hast, dass ich aufgefordert bin alles darzulegen. Ich habe doch nur alles so getan, wie du es wolltest.“ Da ist er wieder, unser ungeübter, zu nichts führender Schlagabtausch.

Aber auf gewisse Weise tat es sogar gut und vielleicht hätten wir schon viel früher eine Streitkultur entwickeln sollen.

„Weißt du“, höre ich mich aus tiefer Erschöpfung heraus sagen, „wenn dies dein letztes Wort ist, dass du eine sechsstellige Summe von mir forderst … Andreas, ich schreibe noch heute einen Abschiedsbrief an alle Kinder, erkläre, welche Rechenkünste du und deine Anwältin aufgestellt haben und beende mein Leben. Und du weißt, dass mir der Tod keine Angst mehr macht, im Gegenteil – dann ist das hier einfach vorbei.“

Unser Gespräch erfährt eine Wende, wir werden sanfter und verabschieden uns nach Mitternacht mit der mündlichen Vereinbarung, dass wir die Anwälte diesmal beide aus der Angelegenheit rauslassen und nur zur endgültigen juristisch formellen Umsetzung beanspruchen. Ich solle formulieren, was ich monatlich brauche.

Zuvor hatte ich ihm klargemacht, wie meine Lage momentan aussieht, dass ich keinerlei Absicherung habe und mir nicht einmal ein Kranksein erlauben kann. Dass es mir unendlich wehtut, wenn unsere Kinder mich fragen, ob sie Beköstigung mitbringen sollen und mir erzählen, dass sie mit ihm shoppen oder essen waren.

Andreas will klären, was er bis zu seiner Rente unterstützend für mich tun kann und mir den Kredit, dem ihn die Bank einräumt, zukommen lassen. Er möchte nicht, dass es mir schlecht geht und er sehe ja auch, was ich getan habe.

Er geht weinend und betont, dass er dieses Endgültige einfach nicht annehmen kann und mag.

Ich schlafe die ganze Nacht nicht, mache mir Sorgen, dass er sich etwas antun könnte. Und so rufe ich ihn am nächsten Morgen gleich um kurz nach sieben Uhr an – um neun Uhr sollen wir bei dem Gericht erscheinen. In der Nacht war ich zu dem Entschluss gekommen, dass ich auch Nein sagen kann. Mir ist es vollkommen egal, ob ich geschieden bin oder nicht, ich will einfach Klarheit und Unabhängigkeit. Ausgezogen bin ich bereits und wenn uns auch noch die wirtschaftliche Trennung gelingt, dann kann ich mich sicherlich auch frei fühlen mit Trauschein. Wenn ich Andreas damit über diese schwere Zeit helfe, dann können wir die Scheidung auch irgendwann vornehmen oder auch nicht.

Mit dieser neuen Darstellung verunsichere ich ihn. „Ach Gabi, du machst mich ganz irre. Was willst du? Nun habe ich mich so sehr bemüht, diesen Zustand zu akzeptieren, dann lass es uns auch durchziehen. Es läuft doch alles so, wie du es dir wünschst."

Ich weiß in der Tat nicht, wo mir der Kopf steht. Ist es die Angst vor der Endgültigkeit? Ich denke nein, es fehlt mir der Mut, die Schuldige zu sein, die, die dies hier alles will. Dabei ist es nicht so, aber ich bin es leid und müde, mich zu erklären, akzeptiere meine Rolle mal besser mal schlechter. Ich weiß an diesem Morgen nicht einmal, ob ich gleich Ja oder Nein vor Gericht sage.

Wir treffen uns beide vor Gericht und ich komme mir vor wie in einem schlechten Film.

Wir treffen uns auf dem Parkplatz und es fehlt eigentlich nur noch, dass wir Hand in Hand zu unserem Scheidungstermin gehen.

Jeder von uns weiß genau, was der andere gerade fühlt, es braucht jetzt keine Worte – wir sind uns traurig nah.

Es ist das erste Mal, dass ich in einem Gerichtsgebäude bin und es gleicht modernen emotionalen Folterräumlichkeiten. Sicher, hier ist Nüchternheit gefragt – besser so.

Andreas' Anwältin erscheint vor meiner und meidet jeglichen Blick mit mir. Sie möchte mit ihm noch einiges Klärendes besprechen, ihn einweisen, was ihn gleich erwartet und fragt, ob sie dies unter meinem Ausschluss besprechen sollen. Andreas lehnt ab und so unterweist mich seine Anwältin gleich mit, dass ich das Nein sagen muss und dass wir zum Sorgerecht unserer noch unmündigen Tochter befragt werden. Diese Debatte existiert für uns beide nicht, denn in allen Angelegenheiten bezüglich unserer Familie gibt es nach wie vor keine Unstimmigkeit – das ist eine unantastbare Ebene und dafür tragen wir beide uneingeschränkt auch weiterhin gemeinsam die Verantwortung.

Was uns beiden in diesem Augenblick erleichternd neu ist – wir wurden schließlich beide noch nie geschieden – ist, dass die Rechtsgültigkeit erst in vier Wochen eintritt. So lange haben wir also noch die Möglichkeit, das heutige Ja oder Nein zu widerrufen.

Meine Anwältin erscheint und nun kann es auch gleich losgehen. Sie möchte mich unterweisen, aber ich bin ja bereits aufgeklärt. Der Gerichtssaal löst in mir Übelkeit aus, ich halte aber durch. Die Anwälte fragen, ob wir uns gegenüber – also als Parteien gegeneinander – hinsetzen wollen. Wir lehnen beide ab und setzen uns zu viert auf die Zuschauerstühle. Welch eine Spielwiese vor uns, nur leider sind wir die Hauptfiguren dieses Spiels.

Die Richterin kommt herein, sehr jung, gefühlslos, bestrebt es kurz abzuhaken.

Sie nimmt ihr Diktiergerät in die Hand und spricht in einem rasenden Tempo unsere Personalien darauf mit der kurzen Frage an uns gerichtet: „Richtig?“

Andreas und ich schauen uns an, beinahe wie Verschworene, die beobachten, mit welchem Ernst unsere Anwälte auf ihre vor sich liegenden

Akten starren und Wort für Wort verfolgen. Dafür werden sie schließlich auch bezahlt.

Und kaum ist alles heruntergespult, richtet sie ihre Aufmerksamkeit auf mich mit den Worten: „Ich frage Sie, Frau Gärtner, als Antragstellerin …“

Ich bin wie betäubt und erstickt zugleich, spüre Andreas’ festen Blick auf mich gerichtet. Das ist wohl der entscheidende Augenblick.

Oh mein Gott, gibt es denn gar keinen Ausweg?

Wenn ich könnte, würde ich dieses Spielfeld sofort verlassen, aus meinem Körper austreten, nur nicht diese Verantwortung.

Ich fasse all meinen Mut zusammen, sehe in das Mut machende mich anlächelnde Gesicht meiner Anwältin, denke, welch ein scheiß Spiel, das hat doch alles nichts mit der Realität zu tun. Setz dem allen ein Ende! Ich sage Ja und höre, wie auch Andreas dem Gesagten ganz gefasst zustimmt.

Das war es also – keine zehn Minuten – nach dreißig Jahren Ehe – ein seelenloser Akt.

Draußen stehen wir beieinander und seine Anwältin provoziert meine Anwältin mit irgendetwas, was Andreas und ich beide inhaltlich nicht verstehen. Der Reaktion meiner Anwältin entnehme ich, dass seine Anwältin mal wieder eine miese Spitzfindigkeit einfädelt – was sie schließlich als besonders gute Anwältin auszeichnet.

Wie verdreht ist eigentlich unsere Welt? Wir bezeichnen den Juristen als den besseren, der zum Nachteil des anderen nach Haaren in der Suppe sucht und fündig wird.

Alle Beteiligten wissen, dass der Vermögensausgleich wohl kaum etwas mit Gerechtigkeit zu tun hat; das ist auch gar nicht beabsichtigt, wie ich lerne. Meine Naivität wird von allen belächelt. Ich glaube eben nach wie vor an das Gute. Umso besser, dass wir versuchen dies ohne Juristen zu regeln.

Ein Schritt ist heute getan, die vier Wochen Bedenkzeit mildern das gerade Geschehene ein wenig ab – es gibt immer noch ein wenig Hoffnung.

Eine SMS vom Tierhotel erreicht mich.

Sie wüssten ja heute um den Termin, daher wollten sie uns verschonen, aber die Tierärztin sei gerade da gewesen und es sei an der Zeit, Kira nun einzuschläfern. Ihr Zustand hatte sich in den letzten beiden Tagen drastisch verschlechtert.

Lukas kommt aus Bonn, um sich von seiner Hündin zu verabschieden. Das Einschläfern begleiten Andreas und ich dann am darauffolgenden Tag gemeinsam. Das letzte Haustier unserer Kinder.

Kira geht, wenn ich eine Entscheidung getroffen habe – fällt es mir wieder ein.

Meine Arbeit entwickelt sich stetig und schenkt mir Energie. Sie fordert mich auch heraus, doch empfinde ich dies nicht als Energieräuber. Es macht mir Spaß, meine Ressourcen auszuschöpfen, teils auch zu erfahren, welche sich darüber hinaus noch in mir verbergen. Ich habe den für mich besten Job der Welt und dieses Gefühl macht meinen Beruf für mich zur Berufung.

Auch wenn ich nicht weiß, wie ich den zweiten Kurs bei Jana bezahlen kann, melde ich mich an und freue mich darauf, mich im Juli mit dem Sinn meines Seins zu beschäftigen – Energie zu spüren und unterscheiden zu lernen.

Ich hoffe auch darauf, den einen oder anderen bekannten Teilnehmer wiederzutreffen.

Violetta kann mich dieses Mal nicht begleiten, sie wird diesen Kurs im Oktober machen und den abschließenden Block planen wir dann im November gemeinsam.

Ich liebe diese Selbstprozesse inzwischen, weil ich darum weiß, wie sehr sie mir helfen, mich und mein Leben zu verstehen. Die vielen Meditationen erhöhen meine Lebensenergien, ich spüre, wie es Stück um Stück leichter ist, meine Gegenwart zu leben.

Mit Freude treffe ich auf drei besonders lieb gewonnene Menschen aus dem ersten Kurs. Wir vier bilden ein Kleeblatt und teilen uns die Zeit nach neunzehn Uhr. Es ist so wunderbar, zu lachen, einfach von Herzen laut zu lachen. Das genießen wir in vollem Maße. Christine ist eine begnadete Geschichtenerzählerin und so stehen wir erst vom Tisch auf, wenn sie uns einen ihrer Witze erzählt hat.

Es ist ein so wunderbares Sein, wenn Menschen einander einfach annehmen, Mitgefühl zeigen und Impulse geben ohne irgendwelche Erwartungen. Es ist möglich, so miteinander zu sein und wir reden viel darüber, wie uns das allen im Alltagsgeschehen gelingen kann, wo andere die Welt mit anderen Augen sehen und wahrnehmen.

Jana wird uns immer vertrauter und näher. Sie ist ein besonderer Mensch mit beneidenswerter Klarheit. Sie ist, worüber sie spricht: LIEBE. Ja sie verkörpert die weibliche Energie.

Sie vermittelt einzig und allein ihre Gewissheit, belässt andere Meinungen und beschreibt ausschließlich ihre Sichtweise mit dem Hinweis, dass dies für sie so ist aufgrund ihres Resonanzfeldes. Das, was aus ihrer Sicht unzutreffend ist, ist für andere vielleicht genau das, was jetzt den richtigen Anstoß gibt für den nächsten Schritt.

Ihre konsequente Lebensführung beeindruckt und überzeugt mich.

Bei den Gedankenansätzen für partnerschaftliche Beziehungen diskutieren wir vier am Abend länger über den Punkt: Sage zu hundert Prozent Ja oder zu hundert Prozent Nein zu deinem Partner und handele konsequent danach. Ein Jein gibt es nicht. Stiehl weder ihm noch dir die Zeit.

Auch auf den Einwand einer Teilnehmerin hin, ob es nicht ein hundertprozentiges Vielleicht gibt, antwortet sie nur mit einem herzlichen Lachen – wir haben verstanden. Dabei schwebt sie nie über den Dingen, sondern weist uns liebevoll und unmissverständlich auf das spirituelle Ego hin, was noch heimtückischer ist. Wir dürfen das Leben feiern und so lernen wir hier die geistige Welt und ihre Energien kennen ohne ein bestimmtes Schema leben zu müssen. Jeder erfährt es auf seine individuelle Art und Weise. Wir werden in den geistigen Gesetzen unterrichtet. Wie wir diese erfahren und umsetzen geschieht nach unserer persönlichen Ausrichtung. Diese wahrzunehmen und sich selbst zu überprüfen obliegt uns.

Gestärkt aus dieser Fortbildung treffe ich Entscheidungen. Ich entrümpele noch mehr. Der Auszug und der Umzug vor noch nicht einmal einem Jahr haben Überflüssiges zurückgelassen. Nun gehe ich meinen Kleiderschrank durch, beschließe alles, was gut ist und nicht mehr zu mir passt zu verschenken oder zu verkaufen. Die „strenge Businessfrau" bin ich einfach nicht mehr, eine Rolle, die ich mir unbewusst zwecks Durchsetzung in der Berufswelt aneignete. Mein Wandel vollzieht sich auch im Außen.

Ich sortiere weiter aus – meinen gesamten Modeschmuck, alles, was ich einfach nur aufhebe, verschenke ich, alte Nagellacke schmeiße ich weg und zuletzt mache ich, was ich schon so lange machen möchte: alle fem Ordner durchsehen. Es dauert Stunden, und die seminararmen Sommermonate eigenen sich hervorragend dazu.

Bisher hatte mir das Universum immer wieder Praktikantinnen geschickt, durch deren Unterstützung ich ausgesprochen gut durch das letzte Jahr kam. Da meine Arbeit erfreulicherweise wächst, wünsche ich mir ab August eine wirklich zu mir passende 400-Euro-Kraft.

Im Zuge meiner Angebote im Diakoniekrankenhaus vor Ort lerne ich Sarah kennen, die mir erzählt, dass sie mit ihrer Tätigkeit in der Buchhaltung im Krankenhaus nicht ausreichend herausgefordert ist. Sie habe vor einer Woche eine Bestellung an das Universum abgegeben, dass sie innerhalb der nächsten zwei Wochen einen wegweisenden Impuls erhält.

„Na ja", sage ich, „da hast du den Herrschaften da oben aber Druck gemacht." Und plötzlich kommt mir die Idee: Sarah – und fem? Ich frage sie und wir sind beide zu gleichen Anteilen freudig überrascht über diese Zusammenführung.

Auch dies ist ein wunderbarer Anlass, meine Ordner auf den aktuellen Stand zu bringen und auszusortieren, was nicht mehr passt.

Ich staune, wie sehr sich meine Inhalte gewandelt haben. Wie viel ich in den drei Jahren gelernt und herausgeschrieben und angelegt habe. Wie viel Erfahrung ich in so kurzer Zeit machte.

Es fühlt sich richtig befreiend an, was ich gar nicht so vermutet hatte. Und irgendwann ergibt sich ein Zustand um mich herum, der sich genau richtig anfühlt.

Jetzt fehlen nur noch die Beziehungsklärungen.

Mit meiner Familie fühle ich mich im Frieden, da ist alles gesagt und ausgetauscht.

Mein Freundeskreis ist schnell gewachsen.

Wir betrachten uns alle als Reisende und begleiten uns eben für einen Abschnitt, wie lang dieser auch sein mag. Meine Freunde sind mir eine wertvolle Stütze in schweren Zeiten und Freude und Erfolg werden ebenfalls mit ihnen geteilt. Es ist ein Geschenk, von Menschen umgeben zu sein, die genauso ihren neuen Pfad gehen, suchen, in unterschiedlichen Abschnitten verharren oder in Siebenmeilenstiefeln voranschreiten. Wir stellen keine Erwartungen aneinander und kommunizieren von Herz zu Herz. Dies hat zur Folge, dass der ein oder andere auch einfach fühlt, dass ein anderes Herz bewegt ist und schon ist liebevolle Begleitung zur Stelle. Es braucht meist keinen konkreten Rat; zuhören lässt den Ratsuchenden seine Antwort selbst finden – denn nur in uns liegt die Antwort.

Was Thomas genau für mich bedeutet, weiß ich nicht. Und so beschließe ich auch hier Klarheit zu schaffen. Ich schreibe ihm so nachvollziehbar wie möglich, dass unser Miteinander auf diese Weise nicht wachsen kann, da wir uns ja einfach so gut wie nie sehen würden. Alle acht, zehn, zwölf Wochen ein Treffen fühlt sich wie Freundschaft und nicht wie Partnerschaft an und dann sollten wir es auch so benennen. Inzwischen glaube ich nicht, dass die mittlerweile zwischen uns stehende Entfernung Zürich – Rotenburg unsere Schwierigkeit ist, da fehlt es wohl am Wollen oder an was auch immer.

Ich schicke die E-Mail ab, denn Telefonieren ist schwierig. Thomas ist nach wie vor nie nach meinem Bedürfnis erreichbar und oft erhalte ich erst Tage später einen Rückruf mit immer plausiblen Erklärungen. Diese sind mir unwichtig, er braucht sich nicht erklären, er ist frei. Mir geht es darum, zueinander zu stehen.

Wir kennen uns seit einem Jahr und ich kenne weder seine Tochter noch seine Familie noch Freunde von ihm.

Während mir dies alles durch den Kopf geht, ist mein Denker auf Rebellieren umgesprungen. Die Zeilen an ihn bleiben davon unbehelligt.

Wenige Tage später erhalte ich eine SMS beginnend mit: „Hallo mein Engel …“ Ich fasse es nicht, er hat mein Anliegen entweder nicht verstanden oder einfach ignoriert.

Beim nächsten Telefonat spreche ich meine letzte E-Mail an. Darauf erwidert Thomas: „Ach Gabi, es ist doch alles gut so, wie es ist. Ich finde wir machen das alles ganz gut so.“

Es gelingt mir also nicht, meine Bedürfnisse zu artikulieren und aktiv dafür einzustehen. Dies ärgert mich, noch mehr aber frage ich mich, welches Band uns so stark zusammenhält.

Zwischen Andreas und mir geht es nun um den letzten Schritt zur Unabhängigkeit. Für ihn ist nach wie vor nicht wirklich verständlich, worum es mir geht, da er mich nie eingeengt wahrnahm. Ich setze also wieder ein Schreiben auf und das Spiel geht weiter. Seine Anwältin fügt noch dieses und jenes ein, was mein Steuerberater und meine Anwältin wachsam interpretieren.

Diese Ergänzungen bedeuten für mich immer wieder einen Vertrauensbruch und den Versuch, mich zu zermürben. Es geht und geht nicht voran.

LOSLASSEN

Willkommen im Leben

Inzwischen mahnt mich meine Haushaltshilfe liebevoll: „Gabi, hast du gemerkt, dass du Haare verlierst? Ich habe mich hierzu mal informiert. Das ist nicht mehr normal, du solltest zum Arzt gehen."

Ute ist rührend zu mir und ich weiß mich mit ihr reich beschenkt. Sie versorgt mich rundum. Kocht mir einen Tee und stellt ihn mir hin mit den Worten: „Damit du auch mal eine Pause machst." Oft bringt sie mir morgens Brötchen mit und wir starten den Tag nach einem persönlichen Plausch. Wenn ich Seminare auswärts gebe, dann überrascht sie mich mit Begrüßungszeilen, frischen Blumen oder irgendetwas anderem Liebevollen. Und ist mal irgendwo ein Knopf abgegangen, so näht sie ihn wieder an.

Sie ist für mich viel, viel mehr als nur die Perle des Hauses und es ist kein Wunder, dass Nachbarn sie abwerben beziehungsweise ebenfalls in Anspruch nehmen möchten. Ihr geht es nicht um das Geld, sondern wir sind ein Team: Ute, Sarah und ich! fem ist auf diese drei Pfeiler gestützt, wobei jeder Pfeiler seinen Teil trägt und keiner ohne den anderen unbeschwert und zielgerichtet arbeiten kann. Freundinnen beneiden mich und schwärmen: „Ich möchte auch so eine Sarah und Ute!"

Ich entschließe mich, einen Naturheilpraktiker in Hamburg aufzusuchen. Die Untersuchungen bescheinigen mir Stress pur – ich stimme dem nur zum Teil zu. So entscheide ich mich für eine Ausleitung aller Giftstoffe und bin erstaunt, was da alles so zu finden ist. Parallel lasse ich mich darauf ein, Tropfen zu nehmen, die mich auf tieferer Ebene entspannen lassen.

Und tatsächlich, nach vierzehn Tagen reduziert sich mein Haarausfall, zum Glück, denn die Hälfte der Haare habe ich bereits eingebüßt.

Ich beschließe der Trennungsarie irgendwie ein Ende zu setzen und merke, dass dieses Hin und Her, dieses zähe Vorwärtskommen Psychoterror für mich bedeutet. Die scheinbaren Ergänzungen in den aufzuteilenden Vermögensangelegenheiten bedeuten alle stets einen Nachteil für mich und so entfernen wir uns wieder emotional voneinander – ich fühle mich von Andreas für blöd gehalten und kann nicht glauben, dass er gar nicht überblickt, was seine Anwältin ihm da zu meinem Nachteil rät. Mein Ton verschärft sich ihm gegenüber wieder und ich fühle mich erneut in meinem Entgegenkommen ausgenutzt. Es macht mich verrückt, dass ich zum einen denjenigen in Andreas wahrnehme, den ich liebte, den ich wertschätze, der das Bild abgibt, was ich jahrelang von ihm hatte und zum anderen sehe ich in ihm das Gegenteil, den Berechnenden, stets seinen Besitz Sichernden, unwissend tuend und alles der Anwältin anhängend.

Andreas plant mit Lukas zusammen Antonia in Australien zu besuchen und ich freue mich für alle drei.

Vier Monate nach Weihnachten erhalte ich einen Anruf von Antonia über Skype. Mein Mutterherz freut sich so sehr ihre Stimme zu hören und meine Selbstkontrolle ist augenblicklich auf hundert Prozent hochgefahren. Jetzt bloß keinen Fehler machen und einfach nur ihren Ausführungen lauschen. Fragen ja, aber nicht zu viel.

Über ihre Geschwister war ich informiert, dass es ihr drüben gut ging und ich habe das Loslassen mehr und mehr gelernt. Sie hat sehr viel um die Ohren, steht im Abitur und ich – wir – bekommen kaum etwas von allem mit, können sie nicht bemuttern, keine kleine Aufmerksamkeit hinlegen, so wie ich es bei all ihren Geschwistern tat. Da gab es hin und wieder mal köstliche Leckereien als Anteilnahme und Aufmunterung.

Unser Telefonat verläuft so herzlich und offen, beinahe freundschaftlich. Sie ist nur auf dem Papier sechzehn Jahre alt, in ihren Sicht- und Denkweisen ist sie erwachsener als mancher Erwachsene. Wir stellen fest, dass es genau richtig war, dass sie nach Australien ging, auch wenn es mir immer noch als ein Schuld-daran-Sein im negativen Sinne von Außenstehenden ausgelegt wird. Es ist richtig, dass sie ihr Elternhaus nur wenige Jahre genoss und dass sie sich so sehr freut, wenn alle zusammen sind – der große Haufen, den alle unsere Kids so lieben. Es ist andererseits eine Tatsache, dass unser Schulsystem sie nicht forderte – im Gegenteil. Jetzt erzählt sie mir erstmals, dass sie sich trotz des Überspringens wie im Kindergarten gefühlt habe und sie hier keiner verstand. Sie hatte keine Lust auf die Schule und außerdem sei man out, wenn man nicht mit der Antihaltung der meisten Jugendlichen mitschwimme. Cool sei, wer seine Energie ins Feiern und Saufen investiere. Sie hätte das ja auch hin und wieder ganz lustig gefunden, aber dort in Australien sei der Umgang ein Umgang miteinander. Da sei Interesse wirkliches Interesse – ich verstehe ihre Worte, denn so habe ich das Land auch wahrgenommen. Sie ist ausgebrochen und hat sich ihren Weg erkämpft. Sie ist sich für nichts zu schade und scheut keine Herausforderungen und Fleiß. Und jetzt geht sie der Ernte entgegen. Sie ist bescheiden bei ihren Ausführungen, wenn es darum geht, wofür sie ausgezeichnet oder gelobt wurde. Sie mag sich nicht auftischen. Ich frage nach und freue mich über ihr Mitteilungsbedürfnis. Im Stillen erhoffe ich mir, dass sich dieser Zustand stabilisiert.

Dem Gesetz der Resonanz folgend richte ich mich innerlich nun darauf aus, dass bis zu Andreas' und Lukas' Abflug unsere wirtschaftliche Trennung vollständig abgeschlossen ist. Mir ist bewusst, dass dieser Beschluss im Denken nicht ausreicht. Schon länger frage ich mich: Was ist in mir noch nicht geklärt, dass es im Außen auch keine Klärung gibt? Alles Äußere ist ein Spiegelbild. Wo hänge ich immer noch fest?

Ich löse mit Leichtigkeit die Blockaden anderer, kann mich gut in andere einschwingen – ich will es auf irgendeine Weise auch mit mir versuchen.

Dieses „Will" mildere ich dann schnell ab und gehe in Demut. Nein, ich kann mit meinem Denker in dem Fall nichts ausrichten, da muss ich auf die Ebene des Fühlens gehen und vermutlich ziemlich tief, um zu erspüren, was dort warum hakt. Ich werde mir ein Zeitfenster zur längeren Meditation einrichten und tue dies. Ich schaue tief in mich hinein und bleibe stets vor einer unsichtbaren Schranke stehen. Ich spüre sie, nicht wissend, worum es sich dabei handelt.

Ich biete über fern ein Klangheilungsseminar mit Matthias an. Ich lernte ihn im vergangenen Jahr in München kennen. Er ist Gesangs- und Stimmlehrer und hat eine schamanische Ausbildung. Klänge, so habe ich es damals erstmals erfahren, erreichen unsere Zellen, ohne dass wir sie daran hindern könnten. Von der Musik her kannte ich es genauso, wenn Technomusik läuft, scheint mein Auto ohne mein Dazutun schneller zu werden und bei ruhiger entspannender Musik sind Themen parat, die mich sentimental berühren.

Ich freue mich sehr auf Matthias' Seminar bin aber innerlich sehr aufgebracht an dem Tag seiner Ankunft. Der Grund ist ein in nette Worte verpackter neuer Vorschlag bezüglich unserer Trennung.

Er fragt, wie es mir geht und wartet die Antwort nur halb ab. „Komm, sagt er, wir gehen in deinen Seminarraum und ich reinige dich, streife ab, was an dir haftet."

Ich lernte in den letzten drei Jahren viele unterschiedliche Praktiken, vertraue Matthias voll und ganz und bin in Vorfreude darauf, wenn dies alles von mir abfällt.

Es geht mir schlagartig besser nach diesem Ritual und Matthias eröffnet mir, dass ich an Andreas hinge. „Was kann ich tun, damit er loslässt – ich habe schon alles probiert." „Du musst loslassen und Verantwortung für dich übernehmen."

Ich verstehe ihn nicht, denn ich bin überzeugt davon, dies schon seit langer Zeit zu tun. Ich schaue ihn genau an und spüre, dass er mehr meint, als ich begreife. „Du bist nicht geerdet, du bemühst dich loszulassen, aber tief in dir hast du es noch nicht getan", sagt er mir sehr ruhig und liebevoll. Ich verstehe und seufze: „Oh Mann, Matthias, warum ist das alles so schwer in der Umsetzung? Wie kann ich es beschleunigen?" „Genau falsch. Einfach sein, auf dich gelenkt." Und damit beenden wir es für heute. Morgen haben wir einen ganzen Tag vor uns – ich bin gespannt.

Wir sind zusammen zehn Teilnehmer und Matthias begrüßt uns mit einer Klangmeditation. Ich hatte den Teilnehmern nicht zu viel versprochen, als ich ihnen sagte: „Ihr glaubt nicht, dass solche Töne aus einem Menschen herauskommen."

Danach lädt er uns ein, bei geschlossenen Augen zu tönen. Das meint, sich einfach zu trauen Töne herauszulassen und dabei nicht auf Klang oder Perfektion zu achten, einfach nur das Gefühl auszudrücken. Ich registriere die irritierten Blicke und Matthias motiviert alle liebevoll und unterstützt diesen Prozess mit einem Instrument.

Ich traue meinen Ohren nicht. Nach den ersten zaghaften Versuchen entlädt sich eine geballte Ladung von Emotionen. Es erinnert mich an Klageschreie aus Afrika. Ich steige innerlich aus und denke nur: Hoffentlich springt kein Fenster und hoffentlich können die Nachbarn nicht hören, was hier abläuft – klingt ja, als müsse man um Hilfe rufen. Das Ganze geht gut zwanzig Minuten und ich gehe innerlich in Beobachtungsposition, um herauszufinden wie Matthias es als Trainer mit seiner Stimme schafft, diese Emotionen einzufangen und hochzuziehen. Es gelingt ihm auf wundersame Weise. Es ist geschafft.

Nach einem kurzen Moment der Stille und des wieder hier im Raum Ankommens, eröffnet Matthias die Feedbackrunde. Den meisten Teilnehmern hat es unglaublich gutgetan, sie fanden es beeindruckend und befreiend, sich dies zu trauen. Einigen war es zu laut und störend, da sie ihren eigenen Ton nicht hören konnten. Die Letzte in der Feedbackrunde bin ich und ich spreche genau meine Gedanken und meine Wahrnehmung aus. Matthias erwidert es mit einem wissenden Lächeln und schweigt.

Die nächste Paarübung nutze ich, um unten das Essen zum Mittag vorzubereiten. Jeder Teilnehmer hat einen Partner und ich kann daher den Augenblick gut nutzen. Plötzlich steht Matthias in der Küche: „Willst du gar nicht?" „Es kommt doch genau hin mit der Teilnehmerzahl", lautet meine Antwort. „Du kannst mit mir arbeiten. Ist dir aufgefallen, Gabi, dass du die Einzige warst, die das Tönen als Schrei definiert hat? Das sind deine Schreie, die du nie schreist."

Nicht schon wieder eine Lektion – er hat recht, es ist mir nicht aufgefallen. Also gehe ich nach oben und Matthias „betönt" mich. Beinahe zärtlich sagt er zu mir: „Lass doch mal die Wut raus."

Das war jetzt ein bisschen viel. Ich merke, wie mir das Messer in der Tasche aufgeht, bleibe aber ruhig und sachlich.

„Matthias, ich kann nicht wütend sein und du bist nicht der Erste, der es mir sagt. Ich wurde schon aufgefordert mit einem Kochlöffel in ein Kissen zu hauen, um die Wut in mir hochzuholen. Das ist bescheuert und funktioniert nicht. Vielleicht ist es gar nicht mein Thema. Vielleicht bin ich mit dem Thema auch einfach durch." „Mit welchem Arm hast du geschlagen?" „Rechts!" „Darum geht es nicht, es geht um deine weibliche Seite – das ist dein Thema."

Ich weiß, dass er recht hat und will es nicht hören: Weiblichkeit!!!

Am Nachmittag bin ich sehr bei mir und wünsche mir einfach nur Stille, um mit mir zu sein.

Violetta übernachtet bei mir und nutzt die Gelegenheit, Matthias vieles zu fragen. Ich höre die meiste Zeit über schweigend zu, denn ich kenne Matthias schon länger und stellte ihm damals die gleichen Fragen.

Aus dem Nichts heraus kommt mir die Idee, Matthias eine Frage zu stellen, die schon lange in mir brennt und ich unterbreche den Dialog unhöflich spontan.

„Matthias, du kannst doch hellsehen. Ich bin schon öfter gefragt worden, ob ich mir sicher bin, dass ich vollständig wieder hier unten bin. Ich habe keine Ahnung was Seelenanteile sind und ob es sein kann, dass bei meiner Nahtoderfahrung Anteile oben geblieben sind."

Matthias' Blick ruht prüfend auf mir. „Bist du für die Antwort denn bereit?" „Klar, sonst hätte ich nicht gefragt."

„Ich sehe nicht, dass die Anteile fehlen, du bist vollständig!" Er macht eine Pause und es herrscht eine Stille, die das Fallen einer Stecknadel hörbar machen würde.

„Du bist überhaupt nicht hier!", fährt Matthias fort. Ich komme gar nicht dazu, mein Entsetzen in Worte zu fassen. Mein Gesichtsausdruck spricht Bände. Auch mein Blickaustausch mit Violetta lässt mich in der Luft hängen.

„Kannst du etwas mit dem Wort ‚überheblich' anfangen?" „Nein", höre ich mich antworten, und weiß, dass da noch irgendetwas ist, bei dem er recht hat, aber ich kann es noch nicht ganz erfassen. „Da ist etwas, Matthias, aber überheblich passt für mich nicht."

„Dem Leben gegenüber, Gabi. Du hast dich über dein Ich erhoben und das Leben nicht angenommen."

Der Ballon in mir platzt und ich schluchze los. Es gleicht dem Abend im Krankenhaus, als ich die Musik für die Seele einlegte und nur noch mich wahrnahm in einer mir zuvor völlig unbekannten Dimension.

„Matthias", schluchze ich, „ich sehe genau, wann ich es tat. Ich war etwas über zwei Jahre alt und sehe mich mit meinen Eltern und meinem großen Bruder auf dem Schiff nach Deutschland fahren. Ich hatte irgendwie schreckliche Angst, ich kann das gerade fühlen. Als wir ankamen, Matthias, es war entsetzlich. Es war Januar und hier total kalt. Ich kannte die Sprache nicht und fremde Leute wurden mir als Oma und Opa vorgestellt. Ich war lieb, so wie gewünscht, ließ mich auf den Arm nehmen und hätscheln. Meine Eltern waren lange weg, sie mussten Diavorträge halten und Spenden einfahren für die Missionsstation und mein Bruder und ich wurden wochenweise getrennt oder auch mal zusammen abgegeben – das weiß ich gerade nicht so genau – und in fremden Familien untergebracht. Da, Matthias, da habe ich schon beschlossen, dass ich das hier unten alles nicht will."

„Ja", sagt Matthias behutsam. „Das tun wir alle mehr oder weniger, früher oder später. Du konntest nicht anders, wähltest irgendeine Überlebensstrategie. Du hast dich zurückgezogen in dein Konzept. Du bist eine alte Seele und der geistigen Welt sehr nah." – Das ist mir bekannt. – „Du hast das Leben hier nicht angenommen und verhältst dich damit überheblich."

Violetta ist verstummt und spürt genau, was hier gerade stattfindet – ich denke, es ist auch genauso ihr Thema und sicherlich kein Zufall, dass sie gerade Zeuge meines Aufpralls auf dieser Erde wird – heraus aus meinem fünfzigjährigen Konzept. Eine Atmosphäre ergibt sich, als wenn die Zeit stehen geblieben ist – Ruhe, ein Abwarten, was gesagt oder jetzt gefühlt werden will.

Es ist auf einmal alles offen ausgebreitet vor meinem inneren Auge:

Ich habe mich arrangiert, nie gelebt, was ich wollte, weil ich gar nicht leibhaftig hier war. Ich tat, was man von mir erwartete, war lieb. Ich übernahm keine Verantwortung, sondern wählte einen Partner, der all die Dinge im Außen für mich regelte. Ich kümmerte mich um nichts, was mir lästig war, aber mit dem irdischen Leben hier notwendigerweise einherging. Ja, meine Seele wollte tatsächlich gehen – daher die Nahtoderfahrung. Ich habe es auf einer anderen Ebene alles so gewollt. Die liebevolle geistige Welt gewährte mir einen Einblick in die Sphären, aus denen wir kommen und erinnerte mich daran, weshalb ich hier bin. Die fünf Kinder waren meine einzige Lebensberechtigung, deshalb war ich hier. In meiner Liebe zu ihnen war ich authentisch … überschlägt es sich in mir.

„Matthias", meine Stimme ist mir so fremd sanft. Wenn es um mich geht, dann bin ich eine harte Stimme gewohnt. „Dann war ich ja nie authentisch, ich weiß ja gar nicht, wie das Leben geht. Wie soll ich denn meine Arbeit machen? Ich kann doch nicht Authentizität lehren und nicht sein."

„Doch, beruhige dich, Gabi. Du warst immer authentisch, so wie du dich eben immer sehen und wahrnehmen konntest. Du warst die, die du im Konzept warst und als solche auch authentisch. Deine Arbeit wird sich verändern. Gib dir in den nächsten Tagen Zeit, mache langsam und lass deine Ankunft im Hier und Jetzt behutsam geschehen." Auch Violetta kämpft mit den Tränen.

Andreas, ich spüre eine unendlich tiefe Liebe zu ihm, so wie ich sie noch nie fühlen konnte. Er hat perfekt mein Muster bedient, war der perfekte Partner. Mein Unwohlsein schon zwei Jahre vor der Embolie war die leise Stimme meines Schutzengels, der mich an meine wahre Bestimmung erinnerte. Mein Denker führte Regie und da existierte nur, was eben draufgespult ist. Daher die Handbremse.

LIEBE

Ich bin

„Matthias“, Tränen fließen über meine Wangen, „Matthias, ich kann die Liebe zu Andreas erstmals wirklich fühlen, frei von allem äußeren Schein und Illusion, die ich wie auch alle anderen für das Leben hielt. Andreas und ich haben uns hier verabredet, um über die schmerzliche Erfahrung und Krise zu erkennen, dass wir mehr sind als das Augenscheinliche. Je inniger und besser unser Miteinander im Irdischen funktionierte, umso stärker die Erfahrung, der Aufprall beim Erwachen.

Deshalb die Abhängigkeiten, ich habe sie alle so gewollt, nur war mir mein eigenes Spiel nicht bewusst.

Bitte entschuldigt beide, ich möchte mit mir und meinen Gefühlen zu Andreas alleine sein. Ich gehe raus auf meinen Lieblingsstein unter dem Kastanienbaum. Ich glaube, ich muss im neuen Leben erst wieder das Laufen lernen.“

Beide nicken stumm verständnisvoll.

Wie sollte ich Andreas auch mit Worten zu erklären versuchen, was ich bisher selbst nicht erfassen konnte. Noch nie zuvor waren mir beide Ebenen so gleichzeitig sichtbar. Hier auf dem Stein in der Abendsonne sitzend überlasse ich mich meinen tiefen Gefühlen der Dankbarkeit und Demut dem Leben gegenüber, was ich bis dahin nicht begriffen hatte. Ich klage mich nicht an, auch wenn es fünfzig Jahre brauchte. Soviel ich weiß, ist es immer der richtige Zeitpunkt und Umwege lassen uns auch Erfahrungen machen. Unsere Engel wissen um unseren freien Willen und um unser Vergessen der anderen Dimension. Ich bin Anfänger auf diesem Gebiet und dankbar, es überhaupt zu erfahren und zu begreifen.

Die geistige Welt macht keine Fehler und kennt stets das perfekte Timing – ich habe in den nächsten sechs Wochen keine Seminare und lerne Laufen!

In regelmäßigen Meditationen, in denen Zeit keine Bedeutung hat, suche ich nach meiner inneren Ursache, weshalb es im Außen nicht zum Ende kommt. Parallel dazu erstelle ich eine Liste aller Menschen in meinem Umfeld und schreibe ihre Eigenschaften auf. Die positiven Eigenschaften sind sicherlich nicht das Problem und so schaue ich, was negative Gemeinsamkeiten darstellen.

Sehr schnell ist offensichtlich, dass ich viele Menschen um mich habe, denen ich nicht vertraue. Es fällt mir wie Schuppen von den Augen. Ja, ich habe das Vertrauen verloren, misstraue Systemen und Menschen. Also lade ich mir unaufhörlich genau solche Situationen in mein Leben ein.

Ich kenne diese Übung zu gut, denn ich setze sie in meiner Arbeit sehr erfolgreich ein. Unser Spiegel: Was wir im anderen erkennen, hat etwas mit mir zu tun.

Oh nein, meldet sich da mein Ego. Es darf nun aber mal eine Runde in die Wüste gehen und Sand zählen, denn hier kann ich mein Ego gerade nicht gebrauchen. Ich will mein in mir denkendes Muster auflösen und dazu muss ich es in seinen Wurzeln erkennen und annehmen.

Wo vertraue ich mir nicht? Mit dieser Frage gehe ich in die Stille und schaue mich ungeschminkt an. Immer tiefer forsche ich und siehe da, ganz tief unten meldet sich mein inneres Kind in der hintersten Ecke kauernd. Ich weiß, dass nicht zugelassene Gefühle als „Energiewolke“, auch inneres Kind genannt, uns von innen heraus steuern und uns immer wieder Erfahrungen machen lassen, die uns mit diesem Gefühl in Resonanz gehen lassen, bis wir es finden und liebevoll anschauen; es ist wichtig, diesem Gefühl zu erlauben sich zu Wort zu melden und zu sagen, wie es ihm geht.

Ich bin nun bereit es zuzulassen und hinzufühlen und es anzunehmen. Tiefer Frieden kehrt in mir ein und eine sonderbare Gelassenheit – nein, Vertrauen. Ich lasse alles los, da ist gerade kein Wollen, sondern nur dieses Gefühl des Seins, mich zu fühlen und zu erkennen. Dazu benötige ich ganz viel Ruhe, Alleinsein. Später benötige ich den Austausch, das weiß ich wohl, denn das hier im Inneren Erfahrene erfordert eine Umsetzung in meinen Alltag, sonst macht diese Erkenntnis keinen Sinn.

In Birgit und Violetta habe ich zwei vollkommen unterschiedliche Freundinnen, die mir jede auf ihre Weise helfen, meinem Denker die inneren Neuheiten plausibel zu machen und sich dem anzupassen.

Was mich aus dem Staunen nicht herauskommen lässt, ist, was im Außen geschieht, wenn sich innerlich ein Wandlungsprozess vollzieht.

Eine E-Mail von Andreas erreicht mich einen Tag später mit den Worten: „Wir machen es so, wie du es willst.“

Ich antworte ihm genau das, was wir am Abend vor dem Scheidungstermin besprachen. Es ist das Minimum, was ich zum Überleben benötige.

Mehr will ich nicht – auch nicht weniger. Denn Verantwortung heißt nicht blind sein, sondern der Realität ins Auge zu schauen. Dafür übernimmt er die Finanzierung aller Kinder, übernimmt alle Schulden sowie alle Gegenwerte, ich werde aus allem herausgestrichen – Grundbuch, Bürge und Schuldner. Das Haus muss nicht verkauft werden und ich habe bis zu seiner Rente ein Minimum, was meine notwendigsten Kosten abdeckt, mein Lebensunterhalt ist darin nicht berücksichtigt. Aber das will ich gerne selbst aufbringen, ich möchte keine Abhängigkeit, sondern dem Leben vertrauen (lernen).

Nach nur fünf Tagen habe ich den Betrag auf meinem Konto, noch bevor Andreas nach Australien fliegt. Er schenkt mir eine wunderschöne Skulptur, wir trinken in meinem Garten unter dem Kastanienbaum einen Kaffee. Auf meine Frage, was die Skulptur aussagen soll, was der Künstler ausdrücken will, schweigt sich Andreas schmunzelnd aus.

Bevor er in sein Auto steigt, gibt er mir ein in edlem Papier eingewickeltes Buch und einen Brief und fährt los, um am anderen Ende der Welt unsere jüngste Tochter zu besuchen.

Das Buch zeigt den Künstler und seine Arbeiten. Die Skulptur heißt „Freiraum" und Andreas' Zeilen lauten:

Ich danke Dir für die wunderbaren Jahre. Nie habe ich dieses Ende gewollt. Ich kann dies alles nicht verstehen und begreifen und wünsche Dir, dass Du nun nach dem noch letzten Schritt zur vollständigen Trennung den Freiraum hast, den Du Dir wünschst. Ich liebe Dich,

Andreas

Ja, Andreas, ich liebe dich auch von ganzem Herzen und frei von allen Gründen, die dagegen sprechen. Danke für alle wundervollen Erfahrungen in unseren gemeinsamen Jahren und für alle Spiegelbilder meiner inneren mir unbewussten Gedanken und unerlösten Gefühle. Ich gab damit die Spielregel vor, die du nach meinen Erwartungen erfülltest und ich spielte deine Spiegelung.

Aus deiner Sicht beschrieben stellte sich die Beschreibung unserer letzten Jahre gänzlich anders dar; ja vielleicht wäre abschnittsweise nicht einmal ersichtlich, dass es gerade dieselbe Spielrunde ist.

Es spielt keine Rolle, zeigt es doch so klar, dass es DIE Realität nicht gibt, nur deine und meine Wahrnehmung und unser Agieren und Reagieren darauf. So dient das Spiel letzten Endes nur einem: dem Erfahrungenmachen. Nichts haben wir falsch gemacht, denn wir taten alles – ja, alles, so gut wie wir es eben konnten, auf der Suche nach unserem ICH BIN beziehungsweise dem SEIN. Entscheidend ist es, sich selbst im Spiel zu erfahren und sich zu seinem höchsten Wohle und zum Wohle aller zu entwickeln.

Welch ein Geschenk, dass unsere Kinder bereits das Alter haben, selbst ihr Spiel zu spielen – bewusst SEIN oder unbewusst SEIN.

Wir sind Teile des Ganzen und niemals getrennt. Alles andere ist nicht so, wie es scheint. Danke für dein SEIN und l(i)ebe dich!

Deine Reisebegleiterin auf Erden

Gabi

P.S.

Bewusst SEIN

„Wie schade, dass Andreas und du nicht zueinandergefunden habt. Schon alleine wegen der fünf Kinder und euren inzwischen drei Enkelkindern. Wieso habt ihr das eigentlich nicht hinbekommen?“, werde ich ein Jahr nach unserer Scheidung noch gefragt.

Ent-täuschung und Traurigkeit liegen in diesem Blickwinkel.

„Wir haben es geschafft, Familie so zu leben, dass jeder seinen Bedürfnissen entsprechend sein darf“, erkläre ich unsere neue Art Familie zu sein.

Es ist manches Mal liebevoller, sich räumlich und von Versprechen zu trennen, als sich aneinander festhaltend zu behindern.

In der Mitte des Flusses frei mit der Fortbewegung des Stromes zu sein, ist so ganz anders, als sich am Ufer festzuklammern.

Aus dieser Perspektive gestaltet sich mein Leben nun privat und beruflich neu.

Im Januar heiratet Lena. Wir erwarten das erste große Familienfest unter anderen Vorzeichen.

Mir scheint, dass bei großen Familien eine Feier die nächste einläutet: Taufe, Einschulung, Konfirmation, Schulabschluss, Heirat, Taufe der Enkelkinder …

Lena macht ihrer Art entsprechend eine klare, hilfreiche Vorgabe: „Entweder bringt ihr beide einen neuen Partner mit oder keiner von euch.“

Es bedarf bei allen Vorbereitungen keinerlei Diskussionen – wir bringen uns als Familie alle uneingeschränkt für Lena und ihren Mann ein. Wir sind ein WIR, wenngleich sich unser neues Miteinander noch ein wenig wackelig auf den Beinen anfühlt.

Mit völliger Hingabe, Leichtigkeit und losgelöst von allem vorangegangenen Tauziehen präsentieren Andreas und ich einen Film, der Lenas Leben vor ihrer Hochzeit dokumentiert. Mal kommentiert Andreas eine Sequenz, mal ich; wir spielen uns ohne große Absprache das Wort zu.

Ich glaube, dass die Gäste einen guten Einblick in Lenas Großfamilienalltag erhalten – das gut eingespielte Team – und sich unser „Getrenntsein“ nicht erklären können.

Ich freue mich so sehr über diese Erfahrung des neuen Miteinanders. Zeigt es doch, dass Liebe den Kern des anderen meint und weniger das Verhalten, was geliebt oder abgelehnt wird.

Es ist mir möglich, Andreas zu lieben, dankend für alles, was war ohne dass ich mein Leben weiterhin alltäglich mit ihm teile. Die alte Lebensform ist für mich abgeschlossen.

Egal, ob Hochzeiten, Geburten, Umzüge, Studienabschlüsse, Berufswechsel …, kleine oder größere Ereignisse – unser Familienzusammenhalt besteht uneingeschränkt.

Dass sich unsere Kinder untereinander mitteilen in schweren Phasen, wie auch in freudigen Situationen, sich gegenseitig nach ihren Möglichkeiten füreinander einbringen, erfüllt mich mit großer Dankbarkeit und Stolz.

Es gelingt mir, meine Kinder viel besser beobachtend zu begleiten, frei von meiner Mutterrolle. Die Kinder haben immer einen Platz in meinem Leben, sind aber nicht Sinn meines Lebens. Wäre dies so, dann wäre mit dem Erwachsenwerden meiner Kinder der Sinn meines Lebens ausgezogen. Ich liebe sie und bin für sie da, wenn es mir möglich ist, wenn ich es einrichten will und kann.

Ich lern(t)e das Loslassen – wirklich alles, dabei verliere ich nichts, sondern erlebe jeden Augenblick als Gewinn. Was mich zuvor von innen her steuerte, waren einfach nur in mir gepflanzte Annahmen und Wahrheiten, denen entsprechend ich lebte. Erst nachdem ich das mir so vertraute Ufer loslasse, meine Prägung beziehungsweise Programmierung durchschaue, ist es mir möglich, zu sehen, was alles für mich da ist. Ich bin immer mehr ganz bewusst die, die ich bin und sein möchte.

Mit dem Fluss des Lebens zu schwimmen macht mich frei für die Fülle, die da ist. All die anderen Uferabschnitte, alle Windungen des Stromes, unterschiedliche Tiefen und Geschwindigkeiten, Wasserfälle und ruhige stehende Gewässer … dabei erkenne ich mein mir vertrautes Ufer jederzeit wieder. Dankbar für alles, was es mich lehrte.

Leben bedeutet stetige Veränderung – es macht keinen Sinn, sich dagegen zu wehren, sich festzuhalten, als bestünde darin die erhoffte langfristige Sicherheit. Dieses Wissen lässt mich sehr im Hier und Jetzt bewusst SEIN und dafür Verantwortung übernehmen.

Meine Beziehung zu Thomas entwickelt sich so ganz anders, als mein Denker es annahm und wünscht. Im Loslassen meiner Erwartungen an ihn und wie unser Miteinander bestenfalls aussähe, erkenne ich, dass mir unsere Begegnung eine wichtige Erkenntnis schenkt. Dies ist möglich geworden, nachdem ich frei von meinem Wollen bin. Etwas zu wollen ist der erste Schritt zur Beschränkung. Dies meint nicht ziellos zu sein, sondern darauf zu vertrauen, dass der Weg zu meinem definierten Ziel sich dem Fluss des Lebens entsprechend gestaltet.

Das damalige Bild von Mutter und kleiner Junge begegnet mir erneut in einem sehr schmerzhaften Prozess. Ich stelle mich diesem Bild unter nur schwer auszuhaltendem Berührtsein. Und plötzlich fällt der Schleier vor meinen Augen und ich sehe, dass mir unsere jetzige Begegnung die Möglichkeit gibt, diesen tiefen Schmerz in mir zu heilen. Ich verdränge ihn nicht, ich nehme ihn an, als das, was er ist – ein Schmerz – den meine Seele zu erfahren suchte. Jetzt bin ich erwachsen und darf den Sinn unserer Begegnung in dieser Inkarnation aus einem völlig neuen Blickwinkel betrachten. Seine Abwesenheit, seine Unerreichbarkeit für mich lassen mich Szenen kreieren und sämtliche Gefühle von Wut, über Enttäuschung bis zum Verständnis in mir hochkommen. Gleichzeitig bleibt meine tiefe Liebe uneingeschränkt. Ich erfahre hier eine Wiederholung in anderer Zeit und Rolle und entscheide nun ganz bewusst, dass sein Verhalten nicht meinem Bedürfnis entspricht und mein Bedürfnis nicht dem seinen dient. Tiefer Frieden stellt sich in mir ein – ein liebevolles Loslassen im Verstehen.

Meine veränderte Wahrnehmung beeinflusst wie von selbst meine berufliche Tätigkeit. Ich entwickle meinen eigenen ganzheitlichen Kommunikationsansatz und erkenne meine Berufung in meinem Beruf.

Bewusst SEIN vs. (an)trainierte Authentizität!

Die Schulung der Eigenwahrnehmung führt über Selbsterkenntnis hin zu liebevoller Selbstannahme. Dies ist Voraussetzung für gelungene Kommunikation und daher die tragende Säule meiner Angebote. Wer sich selbst kennt, kommuniziert SELBSTsicher und SELBSTbewusst.

Die Ausgewogenheit unserer Ausdrucksformen GEIST (denkender Verstand und Intuition), KÖRPER (spüren) und SEELE (fühlen) lassen uns unser Leben gestalten.

Die oft überbetonte, einseitige Ausrichtung und Schulung von Wissen, Fakten und Modellen ermöglicht uns ein gutes Funktionieren – antrainierte Authentizität.

Es erschwert zu SEIN, der wir wirklich sind: eben weitaus mehr als nur unser Verstand. Authentisch ist, wer GANZheitlich IST!

Erkennen und verstehen wir unsere uns ausmachenden Ausdrucksformen sinnvoll zu leben, sind wir ohne Anstrengung präsent und klar im Kommunizieren und Handeln. Unsere gesamte Aufmerksamkeit dient der jeweiligen Situation, dem Gegenüber und uns selbst, wenn wir sind, der wir sind.

GEIST

Mit dem Denken kommen wir über das Denken nicht hinaus und bleiben auf der materiell begrenzten Ebene und ihren Möglichkeiten. Gedanken sind alte Energie; wir bewegen ausschließlich Gedankengut, auf das wir im Laufe unseres Lebens konditioniert wurden, entsprechend unserer Kulturgeschichte, Erziehung, Bildung, Erfahrung …

Unser Verstand ist uns ein dienliches Instrument, um unsere Alltäglichkeiten zu strukturieren, zu analysieren und zu kategorisieren. Er unterliegt dem Gesetz der Polarität und fordert uns stets heraus es noch besser, schneller und perfekter zu machen oder aber unser Opferdasein zu dramatisieren.

Gedanken sind Kräfte!

Kontrolle über unseren „Denker“ haben wir, wenn wir achtsam Beobachter unserer Gedanken sind, ansonsten kontrolliert unser Denker eines Tages uns; wir funktionieren, halten unsere Konditionierungen für absolute Wahrheiten und haben eher das Gefühl, gelebt zu werden als zu leben und brennen schließlich auf unterschiedlichste Art und Weise aus.

Für ein Leben in Freiheit und Selbstgestaltung vermittle ich Achtsamkeitstraining und Persönlichkeitsbildung. Wenn ich erkenne und verstehe, was Aufgabe meines Verstandes ist und diese Impulse in meinen Alltag zu integrieren und zu nutzen weiß, behalte ich die Führung über mich und Handlungskompetenz. Meine Wahrheiten (Glaubenssätze, Einstellungen,

Annahmen, Wissen …) als meinen eingeschränkten Blickwinkel (an)zuerkennen, öffnet mich für das un*denk*bare, wirklich Neue.

Intuitionen entsprechen keiner Logik, entstammen der unbegrenzten geistigen Ebene und überraschen oft mit erstaunlicher Treffsicherheit.

Unserer „Eingebung“ zu vertrauen (lernen) ist ein Schritt zur Ganzheitlichkeit und zuverlässige Entscheidungshilfe.

KÖRPER

Von meinem Körper geht mein Leben aus! Er ist immer da, schweigt nie und drückt sich neben dem gesprochenen Wort (verbale Kommunikation) durch Körpersignale (nonverbale Kommunikation) aus.

Unser Körper ist maximal verdichtete Energie und ein Wunderwerk in seiner Funktion und Ausdrucksform. Müsste unser Verstand alle lebensnotwendigen Prozesse steuern, überlebten wir nicht.

Körpersignale teilen uns unsere Bedürfnisse, Wünsche und Gedanken in unserer Gestik, Mimik, Haltung, Ton und Stimme, Abstand und Zone mit. Selbst Wortwahl und Physiognomie geben uns Hinweise auf unsere innere (un)bewusste Ausrichtung.

Unser Körper transportiert ungehindert nach außen, was im Inneren stattfindet. Dies gilt sogar für einen Großteil unserer gesundheitlichen Beschwerden und (Un)Wohlsein. Empfindungen und Gedanken beeinflussen den ständigen chemischen Erneuerungsprozess unserer Zellen – wir fühlen uns in unserer Haut wohl oder „es" macht uns ganz krank.

Verantwortlich und zufrieden ist, wer sich kennt und annimmt. Unser Körper kann nicht nicht kommunizieren; seine vielfältigen Signale wahrzunehmen und zu verstehen ist ein Blick hinter unsere Kulisse. Durch das Wissen um die Bedeutung unserer Körpersprache im Außen schaue ich nach Innen. Durch innere Neuausrichtung verändert sich unsere Körpersprache im Außen und wir zeigen uns authentisch. Wer sich seiner inneren Ausrichtung bewusst ist, kommuniziert überzeugend aus seiner Begeisterung heraus.

SEELE

Wenn du stille würdest, wäre dir geholfen

(Meister Eckhart)

Wir erfahren unseren Alltag als schnelllebig. Multitasking, Zeitmanagement und Effektivität werden uns abverlangt, technischer Fortschritt und Informationsflut fordern uns heraus.

Eine Konzentration auf das, was uns im Außen widerfährt und eine Identifikation mit unseren Rollen und den damit verbundenen Aufgaben und Pflichten, führen zur persönlichen Entfremdung. Wir glauben diese Rolle zu sein anstatt sie zu haben, fühlen uns eher als Opfer des Lebens anstatt als Gestalter.

Unsere Seele ist unbegrenzt und drückt sich über Gefühle in unserem Körper aus.

Empfindungen zu erfahren berührt unsere Seele. Eine einseitige Betrachtungsweise über einen längeren Zeitraum lässt uns emotional verarmen, motivations- und kraftlos werden, wir fühlen uns nicht mehr.

Ich fühle mich … ist die Erinnerung daran, aus der Stille heraus zu erfahren, wer wir wirklich sind und was wir brauchen. Kein anderer kann uns dies geben.

Bewusstseinsübungen und Meditation stellen die Verbindung zwischen begrenzter und unbegrenzter Ebene und damit zu uns her und lassen uns bewusst SEIN.

Dies ist die Voraussetzung, seinen Lebensalltag eigenverantwortlich zu strukturieren und zu gestalten, zu seinem eigenen Wohle und zum Wohle aller.

Als Geistwesen auf zwei Ebenen – begrenzte materielle Ebene sowie unbegrenzte geistige Ebene – sind wir Schöpfer und Gestalter unseres (Un)Glücks und (Miss)Erfolgs.

Jede Begegnung mit einem anderen Menschen, jede Situation betrachte ich achtsam und neugierig, um zu erfahren welche Möglichkeiten und Lernerfahrungen sich mir darin bieten.

Leben ist „Wunder & schön“.

Wenn Schleier fallen, Schleier, die unsere Perspektiven so verschwimmen und in uns das Gefühl des Gelebtwerdens aufkommen lassen, wenn diese Schleier fallen, dann erkennen wir, dass wir selbst es sind, die unser Leben gestalten – dass wir für unseren Erfolg und Lebensfreude verantwortlich sind.

Ich wünsche Ihnen von Herzen eine lebensbejahende (Neu)Ausrichtung durch Bewusst SEIN.

Gabriele Gärtner

Weitere Informationen über meine Arbeit finden Sie unter

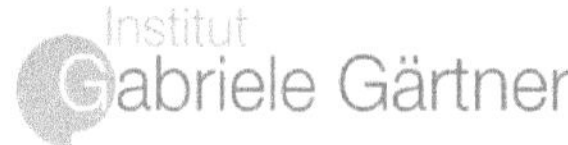

Marta-Henke-Straße 7
27356 Rotenburg (Wümme)
Tel.: 0 42 61 – 67 26 74
Fax: 0 42 61 – 84 65 04

E-Mail: gg@institut-gaertner.de

www.institut-gaertner.de

Danksagung

Von Herzen danke ich Jana Haas für ihre praktische Unterstützung im Prozess der Veröffentlichung. Mich teilhaben zu lassen an ihren Erfahrungen ermutigt mich den Schritt zu einer noch öffentlicheren Person zu gehen.

Für die vielen motivierenden Gespräche und inspirierenden Anregungen danke ich meinen Freunden Aslaniye Trescher, Ursula Ivert, Susanne Gather-Wyrowski, Verena Bächli-Voit, Heike Schnabel, Petra Wendt, sowie Michael Lang.

In meinem Prozess zur Neuausrichtung fühle und weiß ich mich mit allen hier im Buch Erwähnten in Dankbarkeit verbunden. Sie alle sind Helfer auf meinem Weg zu mir und ohne sie gäbe es dieses Buch nicht.

Mein größter Dank gilt meinen Kindern. Das Band der Liebe zueinander ist bei aller unmittelbaren Betroffenheit stets unberührt geblieben. Herzlichen Dank an jeden Einzelnen für eure Liebe und die Erlaubnis, euch einbinden zu dürfen, um authentisch den Weg zu beschreiben. Schön, dass es euch gibt.

Ich danke Ihnen, liebe Leserin und lieber Leser, für Ihr Interesse an diesem Buch.

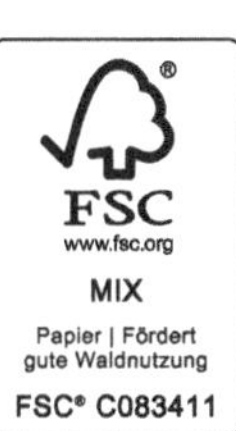

Zeitfracht Medien GmbH
Ferdinand-Jühlke-Straße 7
99095 Erfurt, Deutschland
produktsicherheit@kolibri360.de